山西省重点研发计划项目（编号：201803D31208）

民国全国秘验方选编

审查征集验方

第四集

[民国]中医改进研究会　印行

刘洋　主编

学苑出版社

图书在版编目（CIP）数据

审查征集验方. 第四集/中医改进研究会编；刘洋主编. —北京：学苑出版社，2020.11

（民国全国秘验方选编）

ISBN 978-7-5077-6045-3

Ⅰ.①审… Ⅱ.①中… ②刘… Ⅲ.①验方-汇编-中国-民国 Ⅳ.①R289.5

中国版本图书馆 CIP 数据核字（2020）第 193726 号

责任编辑：黄小龙
出版发行：学苑出版社
社　　址：北京市丰台区南方庄2号院1号楼
邮政编码：100079
网　　址：www.book001.com
电子邮箱：xueyuanpress@163.com
销售电话：010-67601101（销售部）、010-67603091（总编室）
印　刷　厂：北京兰星球彩色印刷有限公司
开本尺寸：880mm×1230mm　1/32
印　　张：10.625
字　　数：246千字
版　　次：2020年11月第1版
印　　次：2020年11月第1次印刷
定　　价：58.00元

主编简介

刘洋，男，山西繁峙人，医学学士、卫生管理硕士、理学博士，主任医师，教授。山西省政协第十届、第十一届委员，山西省青年联合会第九届、第十届常委。中国青年科技工作者协会理事，山西省政协智库专家，山西省高级人民法院特约调解员。

研究方向：近现代医学史、卫生事业管理、科技哲学。先后承担省部级科研课题8项，出版论著9部，在核心期刊发表文章90余篇。

主编E-mail：liuyang3580188@126.com

序 一

方书通常是指记述中医临床如何应用方剂的专著。千百年来，此类书籍颇多，但是中医界有句令人感叹名言曰："千方易得，一效难求。"意思是说真正在临床上，行之有效的方子，难得也！山西中医药大学图文信息中心刘洋主任，出于对工作的担当，对中医药文献书刊多有搜求，精勤不倦。近年来收集到民国《审查征集验方》六册。考该套书是当年山西"中医改进研究会"征集所得医方，整理订正审理后之方集。最后几集付梓之时，抗战爆发；遑遑巨著，散落民间；兵荒马乱，无人仰及。刘君搜得，整理复原。庚子年春节前嘱我一阅，并言为序。观是书收载之方剂，门类繁多，各科咸备，有民间的小验方，也有数十味的大方，所用药物大多为常见中药。各验方后附"审查意见"，较为独特，相当细致。以山西名方"龟龄集"条目为例，"审查意见"曰，"此方系在文水所征，因炮制未详，复调查于太谷。详加对正，始知药品微有出入，惟炮制法此略而彼详。今订正于左"云云。我将是方的内容，与20世纪60年代山西省卫生厅核定的《山西省中药成方选辑》相应内容对校，大体一致。其他一些民间验方等，如"治疗多年烂腿症方"："用陈石灰一钱，红升丹一分，研末外敷。"据我所知，这就是民间治疗"臁疮"很有效的一个验方。其他再如硫黄治疗疥疮等方子，也都是传统的、有效的验方。这套书的价值可见一斑。

吾意以为，对在民间散存的一些验方、偏方和所谓的秘方，似不必专为寻求奇方妙药，正如荒野之中或有几枝奇葩可供采摘。也不宜用现代的观点，去苛求前人的认识或理论。用药用方，只要实用或有参考价值就可以了，因为这些方书是当时当地实际情况的忠实记录，是真实医疗状况的反映。

书藏古今也，这就是历史。是为序。

国医大师　山西中医药大学教授　王世民

庚子年正月

序 二

中医药自神农尝百草发端,绵亘至今,已历数千年。无数先贤不断探索,筚路蓝缕,方有几几之获。诚如《内经》《伤寒》,提纲而挈领,知常以达变,作为经典启迪无数后学。然"治病三日,乃知天下无方可用"之窘境,古来有矣。加之日月更迭,沧海桑田,流传后世的中医验方,屡屡真伪混杂,谬误甚多。纵经方、验方汗牛充栋,依然令人感叹千方易得,一效难求。

幸有民国《审查征集验方》,是为近代中国首部官版验方汇编。其所载验方来自全国各地,更经中医改进研究会权威专家审查校验,不仅来源地域广阔,更具较高之可参度;所载方论,涉猎古今,中西贯通,有益临床。

当年《审查征集验方》付梓之日,恰遇战火,巨著散失,令人深憾。可幸刘洋等学者精勤不倦,挖掘整理,使该巨著百年之后重现于世。该书的再次出版,寄托了吾辈对传承中医药的恳切初衷,承载了先贤济世救民的殷殷期望,与众医学方书可谓一脉相承,殊途同归。

诚然,囿于当时环境所限,《审查征集验方》亦存些许不实之谬，读者须去芜存菁，择其善者而从之。书中多有奇方妙用，希众同人究其因，查其道，明其理，方便临床及科研。

王晞星

首届全国名中医、山西省中医医院原院长　王晞星

己亥年立春

序 三

欣闻《审查征集验方》即将付梓，不禁感慨良多。此书初具规模之际，恰逢抗战爆发，济世佳作难得广为传播，洋洋巨牍却在战火中尘封。如今，幸得吾辈拾遗拂尘，修葺刊印，浩浩百余万言，实属山西中医传承一盛举，也是中医药事业发展一喜事。

中医自诞生以来，一直嘉惠于世，上疗君亲之疾，下救贫贱之厄。在数千年的传承中，从金瓦红墙，到茅庐草莽，无不重视经方验方的收集整理。一大批效验良方因其低廉的成本和神奇的功效在民间广为流传。近代西医东渐，中医的生存受到极大的冲击和挑战，民间的经方验方也面临亡佚的风险。1929年到1937年间，以山西中医改进研究会为主体的中医界有识之士，通过行政手段，投入大量资金，在全国范围内征集得到大量祖传秘方、名家效验良方，并通过规范严谨的审查程序，逐个对验方评判，给出审查结论，然后编辑出版的《审查征集验方》六册，为中医药留下了宝贵遗产。惜完整出版之际，适逢抗日战争全面爆发，中医改进研究会解散，刊行推广工作戛然而止，迄今学界鲜有人忆及与研究。

　　编者在挖掘整理该书之始，曾执稿询于余。嘱其整理、校对、修订宜尽力保留原著体例、风格、特色，并去伪存真，以便后来学者研精致思，探微索隐。

　　习近平总书记指出："中医药学是中国古代科学的瑰宝，也是打开中华文明宝库的钥匙。"新时代，弘扬中医药学恰逢其时。吾辈当怀为往圣继绝学、为万世开太平之志，勤求古训，博采众方，为中医药事业的传承发展勠力前行。

山西中医药大学校长　刘星
2019 年 12 月

前　言

近代伊始，民族文化虚无主义者掀起了一股否定中医、废止中医的思潮，并且影响和左右了北洋政府与国民政府的卫生政策。各地"抑中扬西"的态势与日俱增，中医的话语权和生存空间被极度压缩。但与全国形势截然相反，偏居内陆的山西统治者阎锡山特立独行，1919年成立了以"改进中医及药学使能成为一高等有统系之学术"[①]为宗旨的第一个官办中医社团——中医改进研究会，阎锡山坚信"中医如能由虚而证诸实，必能兴。将来之西医由实而参诸虚，两相接近，此亦不可不注意研究者也"，中西医互相结合对双方均有益处，认为"中外医理或有互相发明沟通融合之日"。[②]

1929年至1937年，在山西省政府的鼎力支持下，中医改进研究会在全国范围征集中医秘方、验方。由于建立了合理的奖励制度和规范的征集办法，征集到的民间验方"成帙颇巨"。中医改进研究会又组织中医界耆老名宿按照"贱便

---

① 凡例［J］. 医学杂志, 1921（1）: 4-5.
② 阎锡山. 会长山西督军兼省长第一次开会演说［J］. 医学杂志, 1921（1）: 18-21.

验"和"中西参衷"的原则,对所获验方严格审核,逐一给出审查意见。最终陆续编辑出版《审查征集验方》6集,收录验方6000余首,其中不乏民间祖传秘方,以及名家的效验良方,内容丰富,具有方便、安全、适用的特点。《审查征集验方》的出版,开近代由官方征集和整理验方之先河。随着这套验方集的陆续出版,中医界对验方的重视迅速增加。1934年,中央国医馆在何应钦的建议下,编辑出版了《验方新篇》①。1935年,叶橘泉、丁忠英等50余位中医在杭州发起单方实验研究社②。惜《审查征集验方》完整出版之际,适逢抗战全面爆发,对之关注和研究还少见于学界。

民国《审查征集验方》,在征集、审查、编辑多个环节,从人员、制度、方法、原则等各方面进行了科学合理的安排,具有独特的优势和独到的价值。

第一,建立征集验方的制度,成立征集验方的队伍。

1929年,阎锡山命令山西省政府村政处全体"村政实察员",担任"验方调查员",在下乡之际,从民间收集、征集验方。一时间,村政处搜集到的验方很多,但"惟其雷同者,实居多数"。分析原因,一是各"村政实察员"缺乏专业基础,无法辨别,良莠掺杂;二是民间验方本属家传保密之方,许多人还想赖此牟利,不肯轻易示人。针对以上原因,为提高征集的专业性,研究会和省政府磋商,对征集措施进行了

---

① 制定编审委员会先行审定验方新篇 [J]. 光华医学杂志, 1934, 1 (12): 50.
② 国药单方实验研究社简章草案 [J]. 现代医药月刊, 1935, 2 (4): 29–30.

调整。1933年开始，省政府特发公函，委派中医改进研究会干事张玢、范国义、单生文、相作良等担任"专员"，亲自到乡间农村征集验方。阎锡山要求各县、区、村长，"或为访察，或为介绍，或为引导"，以利于调查开展①。

第二，健全征集验方的制度，提高民间献方的积极性。

一方面，山西省政府让各县、区、村长宣传征集整理验方"发扬光大、济世活人"的意义；另一方面，由研究会制订了《审查征集验方规则》，建立奖励制度，给予献方者名誉或物质奖励。对于经审查合格的验方，根据"该方用意之巧拙，功效之迟速"，每方分别予以六等次的奖金。对不愿受现金报酬的献方者，也可以体现献方者著作名誉。第三、四集由于"其征集之方法与代价，迥不相同也"，所以"概述之资材，纯属珍拾于民间"，时逸人评价"比之坊间所售医方，固不可同日而语"。研究会在山西民间征集的同时，还通过《医学杂志》等刊物，在全国范围内号召主动向研究会投稿提供验方。许多近代中医名家如周小农、张锡纯、沈仲圭、陈莲峰、张沛南、傅仙坊等，都踊跃提供自己认可或试验有效的验方。

第三，建立科学的审查制度，对搜集到的验方进行审核。

时逸人，江苏无锡人，近代中医科学化代表人物之一，1928年在上海创设江左国医讲习所，1929年8月开始，先后被聘为中医改进研究会理事、常务理事（主持研究会日常

---

① 阎锡山. 阎会长征集验方函 [J]. 医学杂志，1936（88）：2.

事务)。作为《审查征集验方》的审查和编撰主要负责人，时逸人为验方的审查进行了周密的制度设计。研究会制订了《审查验方办法》和《审定验方程式》，规定了审查的组织机构和人员分工，明确了审查的标准和原则，细化了审查的形式和流程。严密规范的制度，保证了审查结论的科学、统一。研究会成立以时逸人为首，全体理事组成的征集验方审查委员会，陈宾卿、梁子和、米翰卿、薛复初、赵子忠、刘荫棠、阴庆元、刘伯翁一同负责初审；时逸人、田尔康负责修订工作。

第四，坚持"贱便验"的指导原则，保证所选验方的质量。

中医改进研究会确定，验方的适用对象"一是供家庭自疗之用；二是为仓促无医、亦无力延医者，检方自疗之备"①。时逸人认为，"验方之辑，以'贱便验'为主体"。因为"'贱'则价值甚廉，一般人易于购买；'便'则普通应用之物，俯拾即得；'应验'一层，尤关紧要，苟不足以资应用，则尘饭土羹，何裨实际？"他又举例："假使有一良方，而不便不贱，微论价值昂贵，非普通人之力所能办；若为世间稀有之物，虽出重价，亦有不易得者；即有之，亦不过作博物院中陈列品而已，又何贵乎有此方哉？"所以，审查委员会对"合于上列三项之条件，方足以名为'验方'"，"尚缺其一，则无足取"②，将"贱便验"这个既简单又苛

---

① 时逸人.审查征集验方第六集序 [M].//中医改进研究会.审查征集验方(第六集)，太原：山西中医改进研究会，1937：2.
② 时逸人.审查征集验方第二集序 [J].医学杂志 1936 (88)：4-6.

刻的条件视为准则,在验方的收录过程中一以贯之。

第五,《审查征集验方》重视症候的描述,方便读者对照使用。

时逸人认为:"中医之特长,在经验之独得;经验之表现,基于方药之成立;药之应用,以症候为准则。"① 所以,较以往验方简单罗列中药处方不同,《审查征集验方》特别重视症候的描述,和医药常识的宣贯。在各门之前,先将该病的症候,进行整体论述。在具体方药之下,又标以"审查意见",针对症候相应发挥,对病理、症候尽量采取浅显易懂的方式说明,希望让使用者了解"有某证可用,现某证则不可用",方便读者按图索骥,对照使用。在某种程度上,《验方》不失为一部中药"基本药物"集的雏形。

第六,编辑过程秉承了中西参衷和与时俱进的精神。

中医改进研究会秉持"参证西医科学""阐发中医真理"的研究态度。②《审查征集验方》6集的编纂,时间跨度达8年之久,目录中分科体例逐渐演变,反映出编辑者参照西医进行中医分科设置的思想变化过程。同时,在《验方》的很多方面,都体现出"参证西医"的态度。一是采用了许多西医疾病名称。二是在阐述疾病机理时直接借鉴了一部分西医明显较中医表述清晰、合理的观点。三是在审查分析的结论中,也有许多采取西医的说法。四是在补充治疗中,采

---

① 时逸人. 审查征集验方第六集序 [M].//中医改进研究会. 审查征集验方(第六集),太原:山西中医改进研究会,1937:2.

② 刘洋,张培富. 近代中医科学建制化之嚆矢 [J]. 科学技术哲学研究. 2016, 33 (3): 96-99.

取了中西兼采的措施。这些一方面体现了中医改进研究会对西医兼容并蓄的开放心态，另一方面也有利于编撰者能够以更广阔的视野剖析验方的科学性。

第七，审查结论科学合理，便于使用。

《验方》根据方药的疗效、安全、合理性，将"审查结论"划分为四个层次：对于赞成的表述为"有效""可用""可资应用""能用"四种；对于可以试用的表述为"可以试验""尚待试用""或可见效"三种；对于持怀疑态度的有"尚待研究""存待试""是否有效，存待试""存疑待考"四种表述；对于完全否定的则有"殊属不妥""属谬误""不可"三种表述。这样，就将组成、效力各异的验方赋值分阶，便于患者根据情况选择使用。

由于《验方》的使用对象，主要是无医学常识者，安全可靠是审查阶段把握的重要原则，研究会特别注重方药的适应证、禁忌证与副作用的考量和注释。《验方》要求，所列方"虽不中病，绝不致延误"。除了在征集阶段要求详细记录"副作用"和"禁忌"两项内容外，在"审查意见"中，还对应注明："某证可用，即适应证；不可用，即禁忌证。"最后，为了确保安全，还要求"无医学常识之检方者，务照'审查意见'下所述是否符合，不可漫用"[①]。较其他方书不同，中肯严谨的审查结论，利于指导检方者使用，又尽可能减少验方的不良使用后果。

历来中医界视中医单方、民间验方甚至偏方为铃医、游

---

① 时逸人. 审查征集验方第六集序［M］.//中医改进研究会. 审查征集验方（第六集），太原：山西中医改进研究会，1937：2.

医谋生的手段，对其整理和研究都不太重视。近代山西另辟蹊径，通过行政途径进行人员组织，投入巨大资金，建立灵活的献方奖励制度和规范的征集办法，收集到大量确有疗效的民间验方、秘方。又从人员、制度、方法、原则等方面对审查工作合理安排，同时，"贱便验"和参照西医的原则，保证了验方整理和编撰的科学、严谨、实用，使这个传统中医的"下里巴人"焕发出应有的光芒。屠呦呦从《肘后备急方》中得到青蒿素提取灵感的故事，启示着当今的人们，对《审查征集验方》进行继续深入的挖掘和研究的意义。

编者有感于此，多方收罗，集齐全集《审查征集验方》，并经反复整理校对，付梓于世。在整理过程中，为方便现代读者的阅读习惯，将全部验方的分科、格式进行了统一，不合语义的字句进行了增删。同时为了最大限度地保留文献原貌，原书中《阎会长序》等文前文后内容照原样录排。

刘洋

2019年春于并州

重编说明

1. 第一集以民国二十六年一月再版本为底本，以民国二十一年内部版为对校本，以民国二十二年九月初版为参校本。

第二集以民国二十五年六月再版本为底本，以民国二十三年二月初版为对校本。

第三集以民国二十四年二月初版为底本。

第四集以民国二十四年十月初版为底本。

第五集以民国二十五年五月初版为底本。

第六集以民国二十六年初版为底本。

2. 因时代局限，印刷原因，原书文字错误、缺失较多，本次编辑在收罗流失在国内民间及日本的两个版本10种原书的基础上，对相关内容进行了查遗补缺，对部分错误的观点、内容也进行了修改。

3. 由于原书整理出版的8年历程，恰逢"中西医汇通"阶段，疾病的分科也体现出中西医不断交融共冶的趋势。本书基本沿用原版目录进行分科，也给读者展示这样一个发展进程。第一集的分科体例按照传统中医，或症候分科，分为"中风门""胸腹门""外科""皮肤科""急救门""黄疸门""妇科""儿科""血症门""存疑类""感证"等14门。第二集分科体例有所调整，开始吸收了西医分科的方式,包括"调经""损伤""救急""花柳""耳鼻口齿喉咽""精神病""血症""肺病""感冒"等共26门。第三集开始,建立起规范的分科体例。总体上按照"内科""妇科""产科""小儿科""外科""皮肤科""花柳科""眼科""口齿科""耳鼻咽喉科""急救篇""杂集""补遗"分13科,在"内科"条目下,又按照西医疾病体系分为"呼吸器病""消化器病""神经系病"等10类。

4. 原书方药之下,标以"审查意见",专在症候上发挥,有某证可用,现某证则不可用。根据方药的疗效、安全、合理性,"审查意见"划分为四个层次:对于赞成的表述为"有效""可用""可资应用""能用"四种;对于可以试用的表述为"可以试验""尚待试用""或可见效"三种;对于持怀疑态度的有"尚待研究""存待试""是否有效,存待试""存疑待考"四种表述;对于完全否定的则有"殊属不妥""属谬误""不可"三种表述,便于患者根据情况选择使用。有些验方缺审查意见,本次重编不做增补。

5. 本次重新编印,为符合现代人阅读习惯,在每方之下增加了"组成""用法"标题。由于原书是竖版,其中"上列于右""下列于左"等表述,改为"以上""以下"等表述。并将原书中的"按语""按"酌情修删。

6. 原书中部分验方后,注明了献方人姓名。本次重编,在该方之后,用括号标识。

7. 书中"钱二分""钱半""各两"等,意为该药分量为"一钱二分""一钱半""各一两"。

目 录

审查征集验方第四集阎会长序 ⋯⋯⋯⋯⋯⋯⋯⋯⋯⋯⋯⋯ 1
一、内科 ⋯⋯⋯⋯⋯⋯⋯⋯⋯⋯⋯⋯⋯⋯⋯⋯⋯⋯⋯⋯⋯ 2
　（一）传染病 ⋯⋯⋯⋯⋯⋯⋯⋯⋯⋯⋯⋯⋯⋯⋯⋯⋯ 2
　　1. 痢疾 ⋯⋯⋯⋯⋯⋯⋯⋯⋯⋯⋯⋯⋯⋯⋯⋯⋯⋯⋯ 2
　　　（1）香草汤 ⋯⋯⋯⋯⋯⋯⋯⋯⋯⋯⋯⋯⋯⋯⋯ 2
　　　（2）陈骨散 ⋯⋯⋯⋯⋯⋯⋯⋯⋯⋯⋯⋯⋯⋯⋯ 2
　　　（3）痢疾第三方 ⋯⋯⋯⋯⋯⋯⋯⋯⋯⋯⋯⋯⋯ 2
　　　（4）痢疾第四方 ⋯⋯⋯⋯⋯⋯⋯⋯⋯⋯⋯⋯⋯ 3
　　　（5）疫痢散 ⋯⋯⋯⋯⋯⋯⋯⋯⋯⋯⋯⋯⋯⋯⋯ 3
　　　（6）玫瑰姜草饮 ⋯⋯⋯⋯⋯⋯⋯⋯⋯⋯⋯⋯⋯ 3
　　　（7）痢疾第七方 ⋯⋯⋯⋯⋯⋯⋯⋯⋯⋯⋯⋯⋯ 4
　　　（8）痢疾第八方 ⋯⋯⋯⋯⋯⋯⋯⋯⋯⋯⋯⋯⋯ 4
　　　（9）痢疾第九方 ⋯⋯⋯⋯⋯⋯⋯⋯⋯⋯⋯⋯⋯ 4
　　2. 霍乱 ⋯⋯⋯⋯⋯⋯⋯⋯⋯⋯⋯⋯⋯⋯⋯⋯⋯⋯⋯ 4
　　　（1）霍乱第一方 ⋯⋯⋯⋯⋯⋯⋯⋯⋯⋯⋯⋯⋯ 4
　　　（2）平痧解毒丸 ⋯⋯⋯⋯⋯⋯⋯⋯⋯⋯⋯⋯⋯ 5
　　　（3）霍乱第三方 ⋯⋯⋯⋯⋯⋯⋯⋯⋯⋯⋯⋯⋯ 5
　　　（4）霍乱第四方 ⋯⋯⋯⋯⋯⋯⋯⋯⋯⋯⋯⋯⋯ 5
　　　（5）霍乱第五方 ⋯⋯⋯⋯⋯⋯⋯⋯⋯⋯⋯⋯⋯ 5

3. 黄疸 ·· 6
　　（1）阴疸如神汤 ·· 6
　　（2）阳疸保安汤 ·· 6
　　（3）黄疸第三方 ·· 7
　　（4）黄疸第四方 ·· 7
4. 丹毒 ·· 7
　　（1）丹毒第一方 ·· 7
　　（2）丹毒第二方 ·· 7
　　（3）丹毒第三方 ·· 8
　　（4）丹毒第四方 ·· 8
5. 疟疾 ·· 8
　　（1）疟疾第一方 ·· 8
　　（2）疟疾立止汤 ·· 9
　　（3）疟疾第三方 ·· 9
　　（4）疟疾第四方 ·· 9
　　（5）疟疾第五方 ·· 10
　　（6）疟疾第六方 ·· 10
　　（7）遇仙丹 ·· 10
　　（8）常山截疟饮加减 ·· 10
　　（9）疟疾第九方 ·· 11
6. 猩红热 ·· 11
　　（1）猩红热第一方 ·· 11
　　（2）加减青黛饮 ·· 11
　　（3）猩红热第三方 ·· 11
7. 痧症 ·· 12

（1）痧症第一方 ································· 12
　　　（2）痧症第二方 ································· 12
　　　（3）痧症第三方 ································· 12
　8. 鼠疫 ··· 13
　9. 白喉 ··· 13
　　　（1）白喉第一方 ································· 13
　　　（2）白喉第二方 ································· 13
　　　（3）白喉第三方 ································· 14
　　　（4）吹喉散 ····································· 14
　　　（5）清热散 ····································· 14
　　　（6）普济消毒饮加减 ····························· 14
　10. 破伤风 ······································ 15
　　　（1）破伤风第一方 ······························· 15
　11. 疫疹 ·· 15
　　　（1）秘制玉枢饼 ································· 15
　12. 杂集 ·· 16
　　　（1）加味玉枢丹 ································· 16
　　　（2）八宝小金丹 ································· 17
　　　（3）杂集第三方 ································· 17
　　　（4）消暑七液丹 ································· 18
　　　（5）麝雄丸 ····································· 19
　　　（6）杂集第六方 ································· 19
　　　（7）食桃竟能致命（医士郭封沂）················· 19
（二）时令病 ······································ 20
　1. 伤寒 ··· 20

  （1）防风通圣散加减 …………………………… 20
  （2）伤寒第二方 ………………………………… 20
  （3）伤寒第三方 ………………………………… 21
  （4）实花散加减 ………………………………… 21
  （5）伤寒第五方 ………………………………… 21
  （6）伤寒第六方 ………………………………… 21
  （7）伤寒第七方 ………………………………… 22
  （8）加味实华散 ………………………………… 22
  （9）伤寒第九方 ………………………………… 22
 2. 温病 ……………………………………………… 23
  （1）温病第一方 ………………………………… 23
  （2）温病第二方 ………………………………… 23
  （3）温病第三方 ………………………………… 24
  （4）温病第四方 ………………………………… 24
  （5）温热病身冷治疗之经验 …………………… 24
 3. 伤暑 ……………………………………………… 25
  （1）生津煎 ……………………………………… 25
  （2）香薷饮 ……………………………………… 25
  （3）伤暑第三方 ………………………………… 25
  （4）伤暑第四方 ………………………………… 26
  （5）伤暑第五方 ………………………………… 26
  （6）无意中食冬瓜治愈危症之经验（医士郭封沂）
    …………………………………………………… 26
 4. 感冒 ……………………………………………… 26
  （1）防风汤 ……………………………………… 26

（2）荆芥汤 …………………………………… 27
　　　（3）感冒第三方 ………………………………… 27
　　　（4）感冒第四方 ………………………………… 28
　　　（5）疏风败毒散 ………………………………… 28
　5. 风湿 ……………………………………………… 28
　　　（1）豨莶神效草 ………………………………… 28
　　　（2）腿痛神效方 ………………………………… 29
　　　（3）熏洗腿疼方 ………………………………… 29
　　　（4）止痒方 …………………………………… 29
　　　（5）洗腿痛方 …………………………………… 30
　　　（6）风湿第六方 ………………………………… 30
（三）呼吸器病 ……………………………………………… 30
　1. 肺痨 ……………………………………………… 30
　　　（1）獭肝散 …………………………………… 30
　　　（2）治肺痨方 …………………………………… 31
　　　（3）薏珠鳗鲡粉 ………………………………… 31
　　　（4）肺痨第四方 ………………………………… 32
　2. 肺痈 ……………………………………………… 32
　　　（1）肺痈经验方 ………………………………… 32
　　　（2）加减通络活血汤 …………………………… 32
　　　（3）肺痈第三方 ………………………………… 33
　3. 肺痿 ……………………………………………… 33
　　　（1）治肺痿方 …………………………………… 33
　4. 咳血 ……………………………………………… 33
　　　（1）咳血第一方 ………………………………… 33

（2）咳血第二方	33
（3）咳血第三方	34
（4）吐血神效丸	34
5. 唾血	35
（1）唾血神效方	35
（2）唾血第一方	35
6. 咳嗽	35
（1）咳嗽第一方	35
（2）咳嗽第二方	35
（3）咳嗽第三方	36
（4）润肺膏	36
（5）甘遂厚朴汤	36
（6）咳嗽第六方	37
（7）咳嗽第七方	37
（8）咳嗽第八方	37
（9）咳嗽第九方	37
（10）咳嗽第十方	38
（11）立止咳嗽丸	38
（12）咳嗽第十二方	38
（13）咳嗽第十三方	38
（14）梅梨杷霜散	39
（15）咳嗽第十五方	39
（16）治痰火咳嗽方	39
（17）五汁肺丸	39
（18）咳嗽第十八方	40

（19）避冬寒咳嗽方 ……………………… 40
　　（20）咳嗽方 …………………………………… 40
　　（21）咳嗽吐痰方 …………………………… 40
　　（22）咳嗽痰血方 …………………………… 41
　　（23）润肺膏（李善福）…………………… 41
　　（24）食痰咳嗽方 …………………………… 41
  7. 哮喘 ……………………………………………… 42
　　（1）哮喘第一方 …………………………… 42
　　（2）哮喘第二方 …………………………… 42
　　（3）哮喘第三方 …………………………… 42
　　（4）哮喘第四方 …………………………… 42
　　（5）哮喘应灵膏 …………………………… 43
　　（6）哮喘第六方 …………………………… 43
　　（7）哮喘第七方 …………………………… 43
　　（8）哮喘神效散 …………………………… 44
（四）消化器病 ……………………………………… 44
  1. 消化不良 ………………………………………… 44
　　（1）宽胸开膈丸 …………………………… 44
　　（2）消化不良第二方 …………………… 44
　　（3）消化不良第三方 …………………… 44
　　（4）消化不良第四方 …………………… 45
　　（5）消化不良第五方 …………………… 45
　　（6）消化不良第六方 …………………… 45
　　（7）加味平胃散 …………………………… 46
　　（8）加味建中汤 …………………………… 46

（9）健胃清热汤 ……………………………… 46
　2. 呕吐 ………………………………………… 46
　　（1）呕吐第一方 ……………………………… 46
　　（2）呕吐第二方 ……………………………… 47
　　（3）温化汤 …………………………………… 47
　　（4）呕吐第四方 ……………………………… 47
　　（5）呕吐第五方 ……………………………… 47
　　（6）平逆散 …………………………………… 48
　　（7）呕吐第七方 ……………………………… 48
　3. 噎症 ………………………………………… 48
　　（1）五噎翻胃汤 ……………………………… 48
　　（2）噎症第二方 ……………………………… 49
　　（3）噎症第三方 ……………………………… 49
　　（4）噎症第四方 ……………………………… 49
　　（5）噎症第五方 ……………………………… 50
　　（6）噎症第六方 ……………………………… 50
　　（7）气噎神效汤 ……………………………… 50
　　（8）噎症第八方 ……………………………… 51
　4. 呃逆 ………………………………………… 51
　　（1）呃逆一笑散 ……………………………… 51
　　（2）呃逆第二方 ……………………………… 51
　　（3）呃逆第三方 ……………………………… 52
　　（4）呃逆第四方 ……………………………… 52
　5. 胃火 ………………………………………… 52
　　（1）胃火第一方 ……………………………… 52

(2) 胃火第二方 ……………………… 52
6. 胃痛 ……………………………………… 53
 (1) 肝胃二气丹 ……………………… 53
 (2) 胃痛第二方 ……………………… 53
 (3) 胃痛第三方 ……………………… 53
 (4) 丁氏定痛丸 ……………………… 54
 (5) 胃痛第五方 ……………………… 54
 (6) 胃痛第六方 ……………………… 54
 (7) 止痛丸 …………………………… 55
 (8) 胃痛第八方 ……………………… 55
 (9) 芍药甘草官桂汤 ………………… 55
 (10) 胃痛第十方 …………………… 55
 (11) 胃痛第十一方 ………………… 56
 (12) 胃痛第十二方 ………………… 56
 (13) 胃痛第十三方 ………………… 56
7. 胁痛 ……………………………………… 56
 (1) 胁痛第一方 ……………………… 56
8. 吐血 ……………………………………… 57
 (1) 吐血第一方 ……………………… 57
 (2) 吐血第二方 ……………………… 57
 (3) 吐血第三方 ……………………… 57
 (4) 三黑神效饮 ……………………… 57
 (5) 吐血第五方 ……………………… 58
 (6) 吐血第六方 ……………………… 58
 (7) 吐血第七方 ……………………… 58

(8) 吐血第八方 ……………………………… 58
(9) 吐血第九方 ……………………………… 59
(10) 鸭血饮 …………………………………… 59
(11) 止血丹 …………………………………… 59
(12) 吐血第十二方 …………………………… 60
(13) 吐血第十三方 …………………………… 61

9. 腹痛 …………………………………………… 61
(1) 开胸养元丸 ……………………………… 61
(2) 腹痛第二方 ……………………………… 61
(3) 腹痛第三方 ……………………………… 61
(4) 定痛膏 …………………………………… 62
(5) 腹痛第五方 ……………………………… 62
(6) 腹痛第六方 ……………………………… 62
(7) 腹痛第七方 ……………………………… 62
(8) 腹痛第八方 ……………………………… 63
(9) 腹痛第九方 ……………………………… 63
(10) 腹痛第十方 ……………………………… 63
(11) 腹痛第十一方 …………………………… 63
(12) 腹痛第十二方 …………………………… 63
(13) 腹痛第十三方 …………………………… 64
(14) 化寒止痛汤 ……………………………… 64

10. 脐痛 ………………………………………… 64
(1) 狗皮暖脐膏 ……………………………… 64
(2) 脐痛第二方 ……………………………… 65

11. 泄泻 ………………………………………… 65

- （1）泄泻第一方 ……………………………… 65
- （2）泄泻第二方 ……………………………… 65
- （3）伏龙肝汤 ………………………………… 65
- （4）泄泻第四方 ……………………………… 66
- （5）泄泻第五方 ……………………………… 66
- （6）泄泻第六方 ……………………………… 66

12. 便秘 …………………………………………… 66
- （1）便秘第一方 ……………………………… 66
- （2）便秘第二方 ……………………………… 67
- （3）便秘第三方 ……………………………… 67
- （4）便秘第四方 ……………………………… 67
- （5）榆白皮散 ………………………………… 68
- （6）熟地汤 …………………………………… 68

13. 便血 …………………………………………… 68
- （1）补血逐瘀汤 ……………………………… 68
- （2）便血第二方 ……………………………… 68
- （3）便血第三方 ……………………………… 68
- （4）便血第四方 ……………………………… 69
- （5）便血第五方 ……………………………… 69
- （6）便血第六方 ……………………………… 69
- （7）止血神效丸 ……………………………… 69
- （8）便血第八方 ……………………………… 70

14. 疝气 …………………………………………… 70
- （1）疝气第一方 ……………………………… 70
- （2）疝气第二方 ……………………………… 70

（3）疝气第三方 …………………………… 70
　　（4）疝气第四方 …………………………… 71
　15. 积聚 ……………………………………… 71
　　（1）秘制化滞丸 …………………………… 71
　　（2）仙缘五实丹 …………………………… 72
　　（3）金丝化痞膏 …………………………… 72
　　（4）积聚第四方 …………………………… 73
　　（5）熨痹纳热方 …………………………… 73
　　（6）消癥丸 ………………………………… 73
　　（7）灵胎蒸脐方 …………………………… 74
　　（8）消积化滞丸 …………………………… 74
　　（9）积聚第九方 …………………………… 74
　　（10）神效化积丸 …………………………… 75
　　（11）秘制平安丸 …………………………… 75
　　（12）积聚第十二方 ………………………… 75
　　（13）积聚第十三方 ………………………… 76
　　（14）积聚第十四方 ………………………… 76
　　（15）积聚第十五方 ………………………… 76
　　（16）香朴桃仁散 …………………………… 76
　16. 臌胀 ……………………………………… 77
　　（1）臌胀第一方 …………………………… 77
　　（2）消虫汤 ………………………………… 77
　　（3）臌胀第三方 …………………………… 77
　　（4）臌胀第四方 …………………………… 78
　　（5）臌胀第五方 …………………………… 78

（6）臌胀第六方 ……………………………… 78
　　（7）臌胀第七方 ……………………………… 78
　　（8）臌胀第八方 ……………………………… 79
　　（9）宽中散 …………………………………… 79
　　（10）臌胀第十方 ……………………………… 79
　　（11）蟠桃丸 …………………………………… 80
　　（12）臌胀第十二方 …………………………… 80
（五）神经系病……………………………………… 80
　1. 头痛 ……………………………………………… 80
　　（1）头痛第一方 ……………………………… 80
　　（2）头痛第二方 ……………………………… 81
　　（3）头痛第三方 ……………………………… 81
　　（4）头痛第四方 ……………………………… 81
　　（5）头痛第五方 ……………………………… 81
　　（6）头疼清温解毒汤 ………………………… 82
　　（7）防风汤 …………………………………… 82
　　（8）头痛第八方 ……………………………… 82
　2. 神经衰弱症 ……………………………………… 82
　　（1）健肾息回汤 ……………………………… 82
　　（2）神经衰弱症第二方 ……………………… 83
　　（3）神经衰弱症第三方 ……………………… 83
　　（4）益寿自强丹 ……………………………… 83
　　（5）龟龄集 …………………………………… 84
　　（6）神经衰弱症第六方 ……………………… 85
　　（7）神经衰弱症第七方 ……………………… 86

(8) 乌鸡救痨丸 ································· 86

(9) 来复固真膏 ································· 86

3. 失眠症 ··· 87

(1) 失眠症第一方 ······························· 87

(2) 清脑催眠煎 ································· 87

4. 怔忡症 ··· 87

(1) 怔忡症第一方 ······························· 87

(2) 神效安寐汤 ································· 88

5. 腰腿疼痛 ······································· 88

(1) 腰腿疼痛第一方 ····························· 88

(2) 腰腿疼痛第二方 ····························· 88

(3) 腰腿疼痛第三方 ····························· 89

(4) 腰腿疼痛第四方 ····························· 89

(5) 腰腿疼痛第五方 ····························· 89

(6) 定痛金丹 ··································· 89

(7) 腰腿疼痛第七方 ····························· 90

(8) 腰腿疼痛第八方 ····························· 90

(9) 舒筋散 ····································· 90

(10) 神效舒筋汤 ································ 90

(11) 舒筋丸 ···································· 91

(12) 腰腿疼痛第十二方 ·························· 91

(13) 腰腿疼痛第十三方 ·························· 91

(14) 腰腿疼痛第十四方 ·························· 92

(15) 腰腿疼痛第十五方 ·························· 92

(16) 腰腿疼痛第十六方 ·························· 92

（17）腰腿疼痛第十七方 …………………… 93
（18）腰腿疼痛第十八方 …………………… 93
（19）腰腿疼痛第十九方 …………………… 93
（20）腰腿疼痛第二十方 …………………… 93
（21）腰腿疼痛第二十一方 ………………… 94
（22）腰腿疼痛第二十二方 ………………… 94
（23）腰腿疼痛第二十三方 ………………… 94
（24）腰腿疼痛第二十四方 ………………… 95
（25）腰腿疼痛第二十五方 ………………… 95
（26）腰腿疼痛第二十六方 ………………… 95

6. 手足麻木 ……………………………………… 95
（1）手足麻木第一方 ……………………… 95
（2）羊腰子散 ……………………………… 96
（3）手足麻木第三方 ……………………… 96
（4）手足麻木第四方 ……………………… 96
（5）手足麻木第五方 ……………………… 96
（6）木金散 ………………………………… 97
（7）手足麻木第七方 ……………………… 97
（8）麻木神效丸 …………………………… 97
（9）手足麻木第九方 ……………………… 97

7. 手足痉挛 ……………………………………… 98
（1）手足痉挛第一方 ……………………… 98
（2）手足痉挛第二方 ……………………… 98
（3）手足痉挛第三方 ……………………… 98

8. 中风症 ………………………………………… 99

（1）舒筋大活络丹 …………………… 99
  （2）中风症第二方 …………………… 100
  （3）中风症第三方 …………………… 100
  （4）中风症第四方 …………………… 101
  （5）中风症第五方 …………………… 101
  （6）中风症第六方 …………………… 101
  （7）中风症第七方 …………………… 101

9. 关节痛 …………………………………… 102
  （1）关节痛第一方 …………………… 102
  （2）关节痛第二方 …………………… 102
  （3）关节痛第三方 …………………… 102
  （4）钩藤解毒汤 ……………………… 102
  （5）关节痛第五方 …………………… 103
  （6）关节痛第六方 …………………… 103
  （7）关节痛第七方 …………………… 103
  （8）关节痛第八方 …………………… 103

10. 痫症 …………………………………… 104
  （1）痫症第一方 ……………………… 104
  （2）痫症第二方 ……………………… 104
  （3）痫症第三方 ……………………… 104
  （4）痫症第四方 ……………………… 105

11. 癫狂症 ………………………………… 105
  （1）癫狂症第一方 …………………… 105
  （2）癫狂症第二方 …………………… 105
  （3）癫狂症第三方 …………………… 105

（4）癫狂症第四方 …………………………… 106
（六）循环器病 ……………………………………… 106
　1. 贫血 …………………………………………… 106
　　　（1）贫血第一方 ……………………………… 106
　　　（2）贫血第二方 ……………………………… 107
　　　（3）贫血第三方 ……………………………… 107
　　　（4）贫血第四方 ……………………………… 107
　　　（5）贫血第五方 ……………………………… 108
　2. 水肿 …………………………………………… 108
　　　（1）水肿第一方 ……………………………… 108
　　　（2）水肿第二方 ……………………………… 109
　　　（3）水肿第三方 ……………………………… 109
　　　（4）水肿第四方 ……………………………… 109
　　　（5）水肿第五方 ……………………………… 109
　　　（6）水肿第六方 ……………………………… 110
　　　（7）水肿第七方 ……………………………… 110
　　　（8）水肿第八方 ……………………………… 110
　　　（9）水肿第九方 ……………………………… 111
　　　（10）水肿第十方 …………………………… 111
　　　（11）水肿第十一方 ………………………… 111
　　　（12）水肿第十二方 ………………………… 111
　　　（13）水肿第十三方 ………………………… 112
　3. 瘀血 …………………………………………… 112
　　　（1）瘀血第一方 ……………………………… 112
　4. 努伤 …………………………………………… 112

        （1）活血止努伤 ……………………………… 112
        （2）努伤第二方 ………………………………… 113
    （七）泌尿器病 ………………………………………… 113
      1. 小便不通 ……………………………………………… 113
        （1）小便不通第一方 …………………………… 113
        （2）小便不通第二方 …………………………… 113
        （3）小便不通第三方 …………………………… 113
        （4）小便不通第四方 …………………………… 114
        （5）小便不通第五方 …………………………… 114
      2. 尿血症 ………………………………………………… 114
        （1）尿血症第一方 ……………………………… 114
        （2）尿血症第二方 ……………………………… 114
      3. 消渴症 ………………………………………………… 115
        （1）中消丸 ……………………………………… 115
      4. 肾脏肿痛 ……………………………………………… 115
        （1）肾脏肿痛第一方 …………………………… 115
    （八）生殖器病 ………………………………………… 115
      1. 阳胀 …………………………………………………… 115
        （1）甘草梢汤 …………………………………… 115
      2. 阳痿 …………………………………………………… 116
        （1）阳痿第一方 ………………………………… 116
        （2）阳痿第二方 ………………………………… 116
      3. 遗精 …………………………………………………… 116
        （1）遗精第一方 ………………………………… 116
        （2）保真膏 ……………………………………… 117

（3）遗精第三方 ································· 117
　　（4）遗精第四方 ································· 118
　　（5）缩精神效汤 ································· 118
　　（6）遗精第六方 ································· 118
　　（7）牡蛎蒺藜汤 ································· 119
　　（8）遗精第八方 ································· 119
　　（9）兔脑再造丸 ································· 119
　4. 睾丸肿痛 ······································· 119
　　（1）睾丸肿痛第一方 ····························· 119

二、妇科 ··· 121
　（一）月经病 ······································· 121
　　1. 调经续嗣丸 ··································· 121
　　2. 剪红饮 ······································· 121
　　3. 月经病第三方 ································· 121
　　4. 月经病第四方 ································· 122
　　5. 乌鸡白凤丸 ··································· 122
　　6. 痛经丸 ······································· 122
　　7. 消痛化积丸 ··································· 123
　　8. 月经病第八方 ································· 123
　　9. 月经病第九方 ································· 123
　　10. 月经病第十方 ································ 124
　　11. 月经病第十一方 ······························ 124
　　12. 温经种子丸 ·································· 124
　　13. 至实丹 ······································ 125
　　14. 月经病第十四方 ······························ 125

15. 暖宫丸 …………………………………… 126
16. 月经病第十六方 ……………………… 126
17. 月经病第十七方 ……………………… 126
18. 月经病第十八方 ……………………… 127
19. 月经病第十九方 ……………………… 127
20. 保康止带丸 …………………………… 127
21. 月经病第二十一方 …………………… 127
22. 月经病第二十二方 …………………… 128
23. 中将汤 ………………………………… 128
24. 定坤丹 ………………………………… 128
25. 拾制保坤活血丸 ……………………… 129
26. 月经病第二十六方 …………………… 130
27. 月经病第二十七方 …………………… 130
28. 黄龙丸 ………………………………… 131

（二）带下 …………………………………… 131
1. 溯源汤 ………………………………… 131
2. 带下第二方 …………………………… 131
3. 带下第三方 …………………………… 131
4. 带下第四方 …………………………… 132
5. 坤道如意丹 …………………………… 132
6. 带下第六方 …………………………… 133
7. 带下第七方 …………………………… 133
8. 止带如神汤 …………………………… 133
9. 带下第九方 …………………………… 133

（三）血崩 …………………………………… 134

1. 血崩第一方 …………………………………… 134
2. 血崩第二方 …………………………………… 134
3. 血崩第三方 …………………………………… 134
4. 血崩第四方 …………………………………… 134
5. 血崩第五方 …………………………………… 135
6. 血崩第六方 …………………………………… 135
7. 血崩第七方 …………………………………… 135
8. 血崩第八方 …………………………………… 135
9. 血崩第九方 …………………………………… 136
10. 血崩第十方 ………………………………… 136
11. 血崩第十一方 ……………………………… 136
12. 血崩第十二方 ……………………………… 137
13. 血崩第十三方 ……………………………… 137
14. 血崩第十四方 ……………………………… 137
15. 止血安神饮 ………………………………… 137
16. 血崩第十六方 ……………………………… 138
17. 血崩第十七方 ……………………………… 138
18. 血崩第十八方 ……………………………… 138
19. 血崩第十九方 ……………………………… 138
20. 血崩第二十方 ……………………………… 139

（四）干血痨 …………………………………… 139
1. 干血痨第一方 ………………………………… 139
2. 干血痨第二方 ………………………………… 139
3. 干血痨第三方 ………………………………… 139

（五）阴挺 ……………………………………… 140

1. 阴挺第一方 ………………………………………… 140
(六) 阴痒 ………………………………………………… 140
1. 阴痒第一方 ………………………………………… 140
2. 阴痒第二方 ………………………………………… 140
(七) 妇人杂症 …………………………………………… 141
1. 妇人杂症第一方 …………………………………… 141
2. 妇人杂症第二方 …………………………………… 141
3. 妇人杂症第三方 …………………………………… 141
4. 妇人杂症第四方 …………………………………… 141
5. 妇人杂症第五方 …………………………………… 142
6. 妇人杂症第六方 …………………………………… 142
7. 妇人杂症第七方 …………………………………… 142

三、产科 ……………………………………………………… 144
(一) 小产 ………………………………………………… 144
1. 小产第一方 ………………………………………… 144
2. 小产第二方 ………………………………………… 144
3. 小产第三方 ………………………………………… 144
(二) 胞衣不下 …………………………………………… 145
1. 胞衣不下第一方 …………………………………… 145
(三) 难产 ………………………………………………… 145
1. 难产第一方 ………………………………………… 145
2. 难产第二方 ………………………………………… 145
3. 难产第三方 ………………………………………… 145
(四) 产后瘀血病 ………………………………………… 146
1. 和血饮 ……………………………………………… 146

2. 安神汤 ………………………………………… 146

（五）产后血晕 ………………………………… 146
  1. 产后血晕第一方 ……………………………… 146
  2. 产后血晕第二方 ……………………………… 146
  3. 产后血晕第三方 ……………………………… 147
  4. 产后血晕第四方 ……………………………… 147
  5. 产后血晕第五方 ……………………………… 147
  6. 产后血晕第六方 ……………………………… 147
  7. 产后血晕第七方 ……………………………… 148
  8. 产后血晕第八方 ……………………………… 148
  9. 产后血晕第九方 ……………………………… 148
  10. 血迷散 ……………………………………… 148

（六）产褥热 …………………………………… 148
  1. 产褥热第一方 ………………………………… 148
  2. 产褥热第二方 ………………………………… 149
  3. 产褥热第三方 ………………………………… 149
  4. 产褥热第四方 ………………………………… 149

（七）产妇胯疽 ………………………………… 150
  1. 胯疽汤 ………………………………………… 150
  2. 产妇胯疽第二方 ……………………………… 150
  3. 产妇胯疽第三方 ……………………………… 150
  4. 产妇胯疽第四方 ……………………………… 150
  5. 产妇胯疽第五方 ……………………………… 151
  6. 产妇胯疽第六方 ……………………………… 151
  7. 产妇胯疽第七方 ……………………………… 151

(八) 乳汁不足症 ………………………………… 152
 1. 乳汁不足症第一方 ……………………………… 152
 2. 乳汁不足症第二方 ……………………………… 152
 3. 乳汁不足症第三方 ……………………………… 152
 4. 乳汁不足症第四方 ……………………………… 152
 5. 乳汁不足症第五方 ……………………………… 153

(九) 乳痈 …………………………………………… 153
 1. 乳痈第一方 ……………………………………… 153
 2. 乳痈第二方 ……………………………………… 153

(十) 产后浮肿 ……………………………………… 154
 1. 产后浮肿第一方 ………………………………… 154
 2. 产后浮肿第二方 ………………………………… 154

(十一) 产后杂病 …………………………………… 154
 1. 产后杂病第一方 ………………………………… 154
 2. 产后杂病第二方 ………………………………… 156

四、小儿科 ……………………………………………… 157

(一) 惊风 …………………………………………… 157
 1. 小儿惊风第一方 ………………………………… 157
 2. 惊珀散 …………………………………………… 157
 3. 小儿愈风散 ……………………………………… 157
 4. 小儿惊风第四方 ………………………………… 158
 5. 小儿惊风第五方 ………………………………… 158
 6. 小儿惊风第六方 ………………………………… 158
 7. 小儿惊风第七方 ………………………………… 159
 8. 小儿惊风第八方 ………………………………… 159

9. 小儿惊风第九方 …………………………… 159
10. 小儿惊风第十方 …………………………… 159
11. 小儿惊风第十一方 ………………………… 160
12. 小儿惊风第十二方 ………………………… 160
13. 小儿惊风第十三方 ………………………… 160
14. 涌痰神效锭 ………………………………… 160
15. 小儿惊风第十五方 ………………………… 161
16. 小儿惊风第十六方 ………………………… 161
17. 小儿惊风第十七方 ………………………… 161
18. 小儿惊风第十八方 ………………………… 162
19. 珍珠镇惊散 ………………………………… 162
20. 小儿惊风第二十方 ………………………… 162
21. 小儿惊风第二十一方 ……………………… 162
22. 小儿惊风第二十二方 ……………………… 163
23. 保赤万应散 ………………………………… 163
24. 小儿惊风第二十四方 ……………………… 163
25. 安脑丸 ……………………………………… 163

(二) 食积 ……………………………………… 164
 1. 小儿食积第一方 …………………………… 164
 2. 小儿食积第二方 …………………………… 164
 3. 小儿食积 …………………………………… 164

(三) 痞证 ……………………………………… 165
 1. 小儿痞证第一方 …………………………… 165
 2. 麝阿化痞膏 ………………………………… 165
 3. 小儿痞证第三方 …………………………… 165

4. 小儿痞证第四方 …… 166
5. 化痞膏 …… 166

(四) 虫症 …… 166
1. 葱白油 …… 166
2. 小儿虫症第二方 …… 166
3. 小儿虫症第三方 …… 167
4. 小儿虫症第四方 …… 167

(五) 腹痛 …… 167
1. 腹痛第一方 …… 167
2. 李氏琥珀散 …… 168

(六) 小儿热症 …… 168
1. 小儿热症第一方 …… 168
2. 小儿热症第二方 …… 168

(七) 黄水疮 …… 168
1. 小儿黄水疮第一方 …… 168
2. 小儿黄水疮第二方 …… 169
3. 小儿黄水疮第三方 …… 169
4. 小儿黄水疮第四方 …… 169

(八) 痘毒 …… 169
1. 痘疳丹 …… 169
2. 化毒丹 …… 169
3. 小儿痘毒第三方 …… 170

(九) 泄泻 …… 170
1. 小儿泄泻方 …… 170

(十) 气喘 …… 170

1. 小儿牛黄散 ······ 170
(十一) 小儿痰症 ······ 171
 1. 小儿痰症第一方 ······ 171
 2. 小儿痰症第二方 ······ 171
(十二) 小儿呕吐 ······ 171
 1. 百灵散 ······ 171
(十三) 百日咳 ······ 171
 1. 百日咳方 ······ 171
(十四) 肢厥 ······ 172
 1. 小儿肢厥方 ······ 172
(十五) 疝气 ······ 172
 1. 小儿疝气方 ······ 172
(十六) 遗尿 ······ 172
 1. 小儿遗尿方 ······ 172
(十七) 脐疮 ······ 173
 1. 小儿脐疮方 ······ 173

五、外科 ······ 174
(一) 肿疡 ······ 174
 1. 肿疡第一方 ······ 174
 2. 消肿止痛汤 ······ 174
 3. 化毒汤 ······ 174
 4. 神功汤 ······ 174
 5. 消肿膏 ······ 175
 6. 消肿汤 ······ 175
 7. 将军甘遂散 ······ 175

8. 肿疡第八方 …………………………………… 175
9. 山药泥 ………………………………………… 176
10. 退肿消毒汤 …………………………………… 176
11. 解毒膏 ………………………………………… 176
12. 肿疡第十二方 ………………………………… 176
13. 肿疡第十三方 ………………………………… 177
14. 肿疡第十四方 ………………………………… 177
15. 消毒散 ………………………………………… 177
16. 肿疡第十六方 ………………………………… 177
17. 肿疡第十七方 ………………………………… 178
18. 肿疡第十八方 ………………………………… 178
19. 肿疡第十九方 ………………………………… 178
20. 三妙散 ………………………………………… 178
21. 肿疡第二十一方 ……………………………… 178

(二) 溃疡 …………………………………………… 179
1. 止痛生肌散 …………………………………… 179
2. 溃疡第二方 …………………………………… 179
3. 溃疡第三方 …………………………………… 179
4. 溃疡第四方 …………………………………… 180
5. 拔毒散 ………………………………………… 180
6. 溃疡第六方 …………………………………… 180
7. 溃疡第七方 …………………………………… 180
8. 溃疡第八方 …………………………………… 181
9. 溃疡第九方 …………………………………… 181
10. 溃疡第十方 …………………………………… 181

11. 解毒紫金膏 …………………………… 182

12. 溃疡第十二方 …………………………… 182

13. 溃疡第十三方 …………………………… 182

14. 溃疡第十四方 …………………………… 182

15. 溃疡第十五方 …………………………… 182

16. 溃疡第十六方 …………………………… 183

（三）痈疽 ……………………………………… 183

1. 痈疽第一方 …………………………… 183

2. 痈疽第二方 …………………………… 183

3. 痈疽第三方 …………………………… 184

4. 痈疽第四方 …………………………… 184

5. 痈疽第五方 …………………………… 184

6. 痈疽第六方 …………………………… 184

7. 痈疽第七方 …………………………… 185

8. 移山倒海丹 …………………………… 185

9. 痈疽第九方 …………………………… 185

10. 解毒膏 …………………………… 186

11. 仙方活命饮 …………………………… 186

12. 痈疽第十二方 …………………………… 186

13. 痈疽第十三方 …………………………… 187

14. 三妙膏 …………………………… 187

15. 痈疽第十五方 …………………………… 188

16. 痈疽第十六方 …………………………… 188

17. 痈疽第十七方 …………………………… 188

18. 痈疽第十八方 …………………………… 188

19. 痈疽第十九方 ······················· 188
20. 痈疽第二十方 ······················· 189
21. 痈疽第二十一方 ····················· 189
22. 痈疽第二十二方 ····················· 190

(四) 疔疮 ································ 190
1. 疔疮第一方 ························· 190
2. 疔疮第二方 ························· 190
3. 疔疮第三方 ························· 190
4. 疔疮第四方 ························· 191
5. 疔疮第五方 ························· 191
6. 疔疮第六方 ························· 191
7. 疔疮第七方 ························· 191
8. 疔疮第八方 ························· 192
9. 疔疮第九方 ························· 192

(五) 痄腮 ································ 192
1. 痄腮第一方 ························· 192
2. 痄腮第二方 ························· 192
3. 痄腮第三方 ························· 193

(六) 赤游风 ······························ 193
1. 猴痏散 ····························· 193

(七) 鹅掌风 ······························ 193
1. 鹅掌风方 ··························· 193

(八) 乳痈 ································ 194
1. 加味涌泉汤 ························· 194
2. 乳痈第二方 ························· 194

3. 乳痈第三方 ·· 194

4. 乳痈第四方 ·· 194

5. 乳痈第五方 ·· 195

(九) 青腿牙疳 ··· 195

1. 青腿牙疳方 ·· 195

(十) 瘰疬 ··· 195

1. 瘰疬第一方 ·· 195

2. 拔毒万灵膏 ·· 195

3. 神效消瘰丸 ·· 196

4. 瘰疬第四方 ·· 196

5. 瘰疬第五方 ·· 196

6. 瘰疬第六方 ·· 197

7. 消瘰丸 ·· 197

8. 瘰疬第八方 ·· 197

9. 香鱼汤 ·· 197

10. 瘰疬第十方 ·· 198

11. 瘰疬第十一方 ··· 198

12. 瘰疬第十二方 ··· 198

13. 瘰疬第十三方 ··· 198

14. 瘰疬第十四方 ··· 199

15. 瘰疬第十五方 ··· 199

(十一) 瘿瘤 ·· 199

1. 瘿瘤方 ·· 199

(十二) 痔漏 ·· 200

1. 痔漏第一方 ·· 200

2. 痔漏第二方 …………………………………… 200
3. 痔漏第三方 …………………………………… 200
4. 痔漏第四方 …………………………………… 200
5. 痔漏千金散 …………………………………… 201
6. 痔漏第六方 …………………………………… 201
7. 痔漏第七方 …………………………………… 201
8. 痔漏第八方 …………………………………… 201
9. 痔漏第九方 …………………………………… 202
10. 痔漏第十方 ………………………………… 202
11. 痔漏第十一方 ……………………………… 202
12. 痔漏第十二方 ……………………………… 202
13. 痔漏第十三方 ……………………………… 203
14. 痔漏第十四方 ……………………………… 203
15. 痔漏第十五方 ……………………………… 203
16. 痔漏第十六方 ……………………………… 203
17. 痔漏第十七方 ……………………………… 203

（十三）臁疮 …………………………………… 204

1. 臁疮第一方 …………………………………… 204
2. 臁疮第二方 …………………………………… 204
3. 臁疮第三方 …………………………………… 204
4. 夹纸膏 ………………………………………… 204
5. 三香膏 ………………………………………… 205
6. 臁疮第六方 …………………………………… 205
7. 臁疮第七方 …………………………………… 205

（十四）烂脚 …………………………………… 205

1. 烂脚第一方 …………………………………… 205
2. 烂脚第二方 …………………………………… 205
3. 烂脚第三方 …………………………………… 206
4. 烂脚第四方 …………………………………… 206
5. 烂脚第五方 …………………………………… 206

(十五) 汤火伤 ……………………………………… 206
1. 汤火伤第一方 ………………………………… 206
2. 汤火伤第二方 ………………………………… 207
3. 汤火伤第三方 ………………………………… 207
4. 汤火伤第四方 ………………………………… 207
5. 汤火伤第五方 ………………………………… 207
6. 汤火伤第六方 ………………………………… 207
7. 汤火伤第七方 ………………………………… 208
8. 汤火伤第八方 ………………………………… 208
9. 汤火伤第九方 ………………………………… 208
10. 汤火伤第十方 ………………………………… 208

(十六) 冻疮 ………………………………………… 209
1. 冻疮第一方 …………………………………… 209
2. 冻疮第二方 …………………………………… 209

(十七) 创伤 ………………………………………… 210
1. 创伤第一方 …………………………………… 210
2. 创伤第二方 …………………………………… 210
3. 创伤第三方 …………………………………… 210
4. 创伤第四方 …………………………………… 210
5. 创伤第五方 …………………………………… 211

6. 九仙丹 ……………………………………… 211
7. 创伤第七方 …………………………… 211
8. 创伤第八方 …………………………… 211
9. 创伤第九方 …………………………… 212
10. 创伤第十方 ………………………… 212
11. 创伤第十一方 ……………………… 212
12. 创伤第十二方 ……………………… 213

(十八) 跌打伤 ………………………………… 213
1. 跌打伤第一方 ……………………… 213
2. 跌打伤第二方 ……………………… 213
3. 跌打伤第三方 ……………………… 213
4. 跌打伤第四方 ……………………… 214
5. 跌打伤第五方 ……………………… 214
6. 跌打伤第六方 ……………………… 214
7. 跌打伤第七方 ……………………… 215
8. 跌打伤第八方 ……………………… 215
9. 跌打伤第九方 ……………………… 215
10. 跌打伤第十方 …………………… 215
11. 跌打伤第十一方 ………………… 216

(十九) 骨折 …………………………………… 216
1. 骨折第一方 ………………………… 216
2. 骨折第二方 ………………………… 216
3. 白木耳散 …………………………… 216
4. 骨折第四方 ………………………… 217
5. 骨折第五方 ………………………… 217

6. 骨折第六方 …………………………………… 218
7. 骨折第七方 …………………………………… 218
8. 骨折第八方 …………………………………… 218

六、皮肤科 ……………………………………………… 219
（一）疥疮 …………………………………………… 219
1. 疥疮第一方 …………………………………… 219
2. 疥疮第二方 …………………………………… 219
3. 疥疮第三方 …………………………………… 219
4. 疥疮第四方 …………………………………… 220
5. 疥疮第五方 …………………………………… 220
6. 疥疮第六方 …………………………………… 220
7. 疥疮第七方 …………………………………… 220
8. 疥疮第八方 …………………………………… 221
9. 疥疮第九方 …………………………………… 221
10. 疥疮第十方 ………………………………… 221
11. 疥疮第十一方 ……………………………… 222
12. 疥疮第十二方 ……………………………… 222
13. 疥疮第十三方 ……………………………… 222

（二）癣疮 …………………………………………… 222
1. 癣疮第一方 …………………………………… 222
2. 癣疮第二方 …………………………………… 223
3. 癣疮第三方 …………………………………… 223
4. 癣疮第四方 …………………………………… 223
5. 癣疮第五方 …………………………………… 223

（三）黄水疮 ………………………………………… 224

1. 黄水疮第一方 …………………………………… 224
2. 黄水疮第二方 …………………………………… 224
3. 黄水疮第三方 …………………………………… 224
4. 黄水疮第四方 …………………………………… 224
5. 黄水疮第五方 …………………………………… 225
6. 黄水疮第六方 …………………………………… 225
7. 黄水疮第七方 …………………………………… 225
8. 黄水疮第八方 …………………………………… 225

（四）天疱疮 ………………………………………… 226
1. 天疱疮第一方 …………………………………… 226
2. 天疱疮第二方 …………………………………… 226

（五）秃疮 …………………………………………… 226
1. 秃疮第一方 ……………………………………… 226
2. 秃疮第二方 ……………………………………… 226
3. 秃疮第三方 ……………………………………… 227

（六）赘疣 …………………………………………… 227
1. 赘疣第一方 ……………………………………… 227
2. 赘疣第二方 ……………………………………… 227

（七）面部黑黯 ……………………………………… 227
1. 面部黑黯方 ……………………………………… 227

（八）狐臭 …………………………………………… 228
1. 狐臭方 …………………………………………… 228

（九）脱眉 …………………………………………… 228
1. 脱眉方 …………………………………………… 228

（十）脱发 …………………………………………… 228

1. 脱发方 228
（十一）风疹 229
 1. 风疹方 229
（十二）阴囊湿痒 229
 1. 阴囊湿痒第一方 229
 2. 阴囊湿痒第二方 229
 3. 阴囊湿痒第三方 229
（十三）杂集 230
 1. 杂集第一方 230
 2. 杂集第二方 230

七、花柳科 231
（一）梅毒 231
 1. 梅毒紫金丹 231
 2. 碧云散 231
 3. 八宝除毒汤 231
 4. 梅毒第四方 232
 5. 梅毒第五方 232
 6. 梅毒第六方 232
 7. 梅毒第七方 232
 8. 梅毒第八方 233
 9. 梅毒第九方 233
 10. 秘制麝雄锭 233
 11. 梅毒第十一方 234
（二）下疳 234
 1. 下疳第一方 234

2. 下疳第二方 …………………………………… 234
3. 下疳第三方 …………………………………… 234
4. 下疳第四方 …………………………………… 235
5. 下疳第五方 …………………………………… 235

(三) 横痃 ………………………………………… 235
1. 横痃第一方 …………………………………… 235
2. 横痃第二方 …………………………………… 235
3. 横痃第三方 …………………………………… 236
4. 横痃第四方 …………………………………… 236
5. 横痃第五方 …………………………………… 236
6. 横痃第六方 …………………………………… 236

(四) 淋浊 ………………………………………… 237
1. 淋浊第一方 …………………………………… 237
2. 淋浊第二方 …………………………………… 237
3. 淋浊第三方 …………………………………… 237
4. 淋浊第四方 …………………………………… 237
5. 淋浊第五方 …………………………………… 238
6. 淋浊第六方 …………………………………… 238
7. 淋浊第七方 …………………………………… 238
8. 淋浊第八方 …………………………………… 238
9. 犀角牛膝汤 …………………………………… 239
10. 淋浊第十方 ………………………………… 239
11. 淋浊第十一方 ……………………………… 239
12. 淋浊第十二方 ……………………………… 239
13. 淋浊第十三方 ……………………………… 240

14. 淋浊第十四方 …………………………………… 240
八、耳鼻咽喉科 …………………………………… 241
　（一）耳病 …………………………………………… 241
　　1. 耳内流脓 ………………………………………… 241
　　　（1）耳内流脓第一方 …………………………… 241
　　　（2）耳内流脓第二方 …………………………… 241
　　　（3）耳内流脓第三方 …………………………… 241
　　2. 耳边生疮 ………………………………………… 241
　　　（1）耳边生疮第一方 …………………………… 241
　　　（2）耳边生疮第二方 …………………………… 242
　　3. 昆虫入耳 ………………………………………… 242
　　　（1）昆虫入耳第一方 …………………………… 242
　（二）鼻病 …………………………………………… 242
　　1. 衄血 ……………………………………………… 242
　　　（1）衄血第一方 ………………………………… 242
　　　（2）加味四生饮 ………………………………… 242
　　　（3）人中白散 …………………………………… 243
　　　（4）衄血第四方 ………………………………… 243
　　　（5）衄血第五方 ………………………………… 243
　　　（6）衄血第六方 ………………………………… 243
　　　（7）衄血第七方 ………………………………… 244
　　　（8）衄血第八方 ………………………………… 244
　　　（9）衄血第九方 ………………………………… 244
　　2. 鼻中生疮 ………………………………………… 244
　　　（1）鼻中生疮第一方 …………………………… 244

3. 鼻流浊涕 ······ 244
　　（1）鼻流浊涕第一方 ······ 244
　　（2）鼻流浊涕第二方 ······ 245
　　（3）鼻流浊涕第三方 ······ 245
（三）咽喉病 ······ 245
1. 咽喉肿痛 ······ 245
　　（1）咽喉肿痛第一方 ······ 245
　　（2）咽喉肿痛第二方 ······ 246
　　（3）咽喉肿痛第三方 ······ 246
　　（4）咽喉肿痛第四方 ······ 246
　　（5）六神丸 ······ 246
　　（6）吹喉散 ······ 247
　　（7）牛黄立效丸 ······ 247
　　（8）咽喉肿痛第八方 ······ 247
　　（9）咽喉肿痛第九方 ······ 247
　　（10）咽喉肿痛第十方 ······ 248
　　（11）咽喉肿痛第十一方 ······ 248
　　（12）咽喉肿痛第十二方 ······ 248
　　（13）咽喉肿痛第十三方 ······ 249
　　（14）六合汤 ······ 249
　　（15）八仙锭 ······ 249
　　（16）八宝如意散 ······ 250
　　（17）神效平安散 ······ 250

九、口齿科 ······ 252
（一）口腔病 ······ 252

1. 口疮 ·· 252
    （1）口疮第一方 ···································· 252
    （2）口疮第二方 ···································· 252
    （3）柳华散 ·· 252
    （4）口疮第四方 ···································· 252
2. 上颚肿烂 ··· 253
    （1）上颚肿烂第一方 ···························· 253
    （2）上颚肿烂第二方 ···························· 253
3. 重舌 ·· 253
    （1）重舌第一方 ···································· 253
    （2）硼黛散 ·· 253

（二）牙齿病 ·· 254
1. 牙痛 ·· 254
    （1）牙痛第一方 ···································· 254
    （2）牙痛第二方 ···································· 254
    （3）牙痛第三方 ···································· 254
    （4）牙痛第四方 ···································· 255
    （5）牙痛第五方 ···································· 255
2. 齿衄 ·· 255
    （1）绿袍散 ·· 255
3. 牙疳 ·· 255
    （1）牙疳第一方 ···································· 255
    （2）牙疳第二方 ···································· 256
    （3）牙疳第三方 ···································· 256
    （4）牙疳第四方 ···································· 256

十、眼科 ……………………………………… 257
（一）眼赤痛 …………………………………… 257
1. 眼赤痛第一方 ………………………………… 257
2. 眼赤痛第二方 ………………………………… 257
3. 眼赤痛第三方 ………………………………… 257
4. 眼赤痛第四方 ………………………………… 258
5. 眼赤痛第五方 ………………………………… 258
6. 眼赤痛第六方 ………………………………… 258
7. 眼赤痛第七方 ………………………………… 258
8. 眼赤痛第八方 ………………………………… 258
9. 眼赤痛第九方 ………………………………… 259
10. 眼赤痛第十方 ………………………………… 259
11. 眼赤痛第十一方 ……………………………… 259
12. 眼赤痛第十二方 ……………………………… 259
13. 眼赤痛第十三方 ……………………………… 260

（二）眼翳 ……………………………………… 260
1. 眼翳第一方 …………………………………… 260
2. 眼翳第二方 …………………………………… 260
3. 眼翳第三方 …………………………………… 260
4. 眼翳第四方 …………………………………… 261
5. 眼翳第五方 …………………………………… 261
6. 眼翳第六方 …………………………………… 262
7. 羊肝丸 ………………………………………… 262
8. 眼翳第八方 …………………………………… 262
9. 眼翳第九方 …………………………………… 262

10. 眼翳第十方 ……………………………… 263
  11. 退翳丸 …………………………………… 263
  12. 眼翳第十二方 …………………………… 263
  13. 眼翳第十三方 …………………………… 263
 （三）雀蒙眼 …………………………………… 264
  1. 雀蒙眼第一方 …………………………… 264
  2. 照月饮 …………………………………… 264
 （四）目昏 ……………………………………… 264
  1. 明目补肝丸 ……………………………… 264
  2. 目昏第二方 ……………………………… 264
  3. 目昏第三方 ……………………………… 265
 （五）脓漏眼 …………………………………… 265
  1. 蜜剂解毒丸 ……………………………… 265
十一、救急门 ……………………………………… 266
 （一）针入肉内 ………………………………… 266
  1. 针入肉内方 ……………………………… 266
 （二）吞金 ……………………………………… 266
  1. 吞金方 …………………………………… 266
 （三）吞服鸦片 ………………………………… 266
  1. 吞服鸦片第一方 ………………………… 266
  2. 吞服鸦片第二方 ………………………… 266
 （四）砒中毒 …………………………………… 267
  1. 砒中毒方 ………………………………… 267
 （五）镪水中毒 ………………………………… 267
  1. 镪水中毒方 ……………………………… 267

- （六）磷中毒 …… 267
  - 1. 磷中毒方 …… 267
- （七）不省人事 …… 267
  - 1. 神妙救急汤 …… 267
  - 2. 不省人事第二方 …… 268
- （八）疯犬咬伤 …… 268
  - 1. 疯犬咬伤第一方 …… 268
  - 2. 疯犬咬伤第二方 …… 269
  - 3. 疯犬咬伤第三方 …… 269
  - 4. 疯犬咬伤第四方 …… 269
- （九）蛇咬伤 …… 270
  - 1. 蛇咬伤方 …… 270

十二、杂集 …… 271

- （一）戒鸦片 …… 271
  - 1. 百补养原丸 …… 271
  - 2. 天一再造膏（又名黑籍慈航丹） …… 271
  - 3. 戒鸦片第三方 …… 271
  - 4. 戒鸦片第四方 …… 272
- （二）劳复 …… 272
  - 1. 劳复第一方 …… 272
  - 2. 猪皮汤 …… 273
- （三）不孕症 …… 273
  - 1. 不孕症第一方 …… 273
  - 2. 参茸种玉丸 …… 273

跋 …… 275

审查征集验方第四集阎会长序

是书第一、二、三集均已付梓行世。于第二集序中述及搜集验方之用意与经过，并中医改进研究会审查之方式。兹者第四集亦已脱稿，请弁一言以为序。余意吾国历史垂数千年，其间行医之家积世而深求之。或以理悟，或以验征。得妙方以活人者，即如第一、二两集，以及于此。仅晋地一省之所集，其为数已有可观。而其间随时湮没散失者，尚不知凡几。于以知吾国之病者，死于奇疾异症，而无所施其医治之方法，固为可惜。而死于妙方之不能保存，本可医治而不及医治者，为尤可惜也。愿我会中同人深体此意，广为搜集，慎重审查。既以为保存妙方之助。且以为活莫治病人之计。由四集而五集而六集，以至于无穷。已使举世之人，前有病而莫医，今有疾即可以除。是不但为吾会之光荣，抑亦为吾会同人之功德也。诸君其勉力为之，即以是为之序。

五台　阎锡山

一、内科

（一）传染病

1. 痢疾

（1）香草汤

主治：下痢胸闷，脉虚无力。

组成：陈皮二钱，川芎一钱，乌药二钱，香附子二钱，芍药二钱（炒），当归五钱，甘草一钱，粟壳八钱。

用法：腹痛加玄胡索；身热加条芩；小便不利加车前子（布包）。水煎服。

【审查意见】当归、川芎、芍药补血活血；乌药、香附疏胸顺气；甘草和中；粟壳收涩。故此方治虚性痢疾较宜。

（2）陈骨散

主治：痢疾。

组成：卤肉骨（以陈火腿最佳）。

用法：将骨研极细末。每服二钱，每日早晚白滚汤调服，三四日后有效。

【审查意见】此方治虚性痢疾，无积滞者有效。急性痢疾勿用。

（3）痢疾第三方

主治：红白痢疾。

组成：川大黄一斤。

用法：大黄分为四份，吴茱萸汤浸四两，黄连汤浸四两，人乳汁浸四两，童便浸四两，阴干，共为细末。一半生用，一半笼内蒸熟用。水为丸，如梧桐子大。生者用滑石为衣，熟者用辰砂为衣。红痢用白丸，黄连汤送下；白痢用红丸，吴茱萸汤送下。红白痢用红、白丸两样，黄连、吴茱萸汤送下。壮者每服三钱，弱人每服二钱，小儿每服一钱，婴儿每服五分。

【审查意见】此方有去滞通下之功，赤白痢疾，内有实热壅滞者，尚可试用。

(4) 痢疾第四方

主治：痢疾。

组成：羊肝。

用法：醋煮羊肝，随时食之，立效。

【审查意见】羊肝内含有肝糖（glycogen），可以补充人体的一种营养素，虚弱性下痢，或能有效。

(5) 疫痢散

主治：血液黏液性下痢。

组成：明雄黄、大黄各六钱，巴豆霜二钱。

用法：研细末，每服二分至三分。

【审查意见】此方治疫痢较宜，盖因雄黄解毒杀菌，大黄、巴霜通下去滞。服后有急泻之效，虚弱者慎用。

(6) 玫瑰姜草饮

主治：夏秋痢疾。赤白色之浓厚黏液，里急后重，欲便不爽，腹部作痛，下痢，日夜数次至十数次，脉象小滑或弦软。

组成：玫瑰花十二朵，煨姜三大片，生甘草二钱。

用法：如下痢纯血，此方不甚相宜，可用苦参子二钱（去皮）装入胶囊中，分二次，以生地榆三钱，煎汤送下，浓煎温服。病轻者，一二剂即愈。

【审查意见】玫瑰花消肠炎、去停滞，煨姜、甘草和中止呕，治白痢较善。治赤痢加苦参、生地榆，则去滞、消炎、凉血之功，尤为强大，可资取用。

（7）痢疾第七方

主治：痢疾。

组成：山楂、槟榔片、武夷茶（炒）、鲜姜、核桃仁各三钱。

用法：红痢加白糖一两，白痢加红糖一两，红白痢俱加红、白糖各一两。如不效，再服一剂，水煎服。

【审查意见】此方止涩去滞，久痢可用。

（8）痢疾第八方

主治：噤口痢，大便脓血，一日数十次者。

组成：公丁香五粒，巴霜一分，杏仁五粒，砂仁五粒，没药三厘。

用法：以上共研细末，用熟红枣肉，和为二丸，先用一丸，填入脐内，以膏药盖之。

【审查意见】此方行气、调中、通下、去滞，有效。

（9）痢疾第九方

主治：痢疾。

组成：鲜马齿苋四两，山楂一两。

用法：水四碗，煎一碗。红痢加白糖，白痢加红糖，红白痢二糖俱用，饭前服。

【审查意见】马齿苋消炎、解毒、杀菌，山楂去滞、消食，治传染性痢，初得者可用。

2. 霍乱

（1）霍乱第一方

主治：夏月感受风热湿邪，因病霍乱。

组成：广陈皮二钱，宁半夏三钱，生白术二钱，青蒿三钱，葛根二钱，酒黄芩钱半，生杭芍三钱，猪苓钱半，泽泻二钱，滑石粉钱半，川羌活一钱，甘草钱半。

用法：水煎服。

【审查意见】此乃治肠胃炎之方,非治霍乱也。有清热、利尿、止吐、止泻之功。

(2) 平痧解毒丸

主治:中风,受暑,感冒,山岚瘴气,四时不正霍乱等。

组成:藿香叶五钱,陈皮五钱,半夏五钱,青皮五钱,苍术五钱,川贝母五钱,祁滑石三两,蚕沙一两,枳壳一两,苏叶一两,草河车一两,甘草节两半,紫油朴八钱,台麝三钱,明雄黄三钱,镜面砂五钱。

用法:共研细末,葱姜汁为小丸,明雄黄为衣。

【审查意见】此方为燥湿、和中、去滞、解表、通窍、解毒、杀菌之专剂,真性霍乱,用之有效。

(3) 霍乱第三方

主治:霍乱初起,乳有小核,身发寒热,忽然而起者。

组成:川当归二钱,炒白芍二钱,川厚朴钱半,银花炭三钱,炮甲珠钱半,紫地丁五钱,粉甘草一钱。

用法:分量随时酌定,但地丁宜重用。水煎,温服。

【审查意见】此方有清热、消炎、活血之功。乳起小核,恐系胸腺、淋巴腺郁结而成,此方可用。

(4) 霍乱第四方

主治:山瘴厉气,不服水土,霍乱吐泻,心腹疼痛等。

组成:食盐(烧)、灶心土各等分。

用法:用阴阳水一杯,冲匀,澄清服之。

【审查意见】此通行验方,轻度吐泻、腹痛等,用之有效。

(5) 霍乱第五方

主治:霍乱之呕吐下泻,身热头疼,坐卧不宁。

组成:母丁香三分,官桂三分,香附五分,硫黄五分,麝香五厘。

用法：以上五味，共研细末，填肚脐内，用膏药张盖。将男子旧鞋底多双烤热，在膏上熨多次，鞋以有脚汗者佳。

【审查意见】此方有通窍、止痛、散寒之功，普通寒湿腹痛症，用之有效。用时将药纳入肚脐，再以热鞋底熨之，则药力随麝香透入，功效较速。

3. 黄疸

（1）阴疸如神汤

主治：目黄，身黄。

组成：茵陈五钱，茯苓五钱，茅术三钱，焦白术三钱，车前三钱（布包），泽泻二钱，川朴根钱半，炒苡仁三钱，干姜二钱，生白芍钱半，叩米①二钱，草梢三钱，通草钱半，炒枳壳二钱，青皮二钱，灯草、竹叶各一撮。

用法：水煎服。

【审查意见】此方与后方大体相同，唯此方加焦白术、干姜、叩米，健脾燥湿之力较强，治阴证黄疸宜之。

（2）阳疸保安汤

主治：目先黄，既而全身黄，身常发热。

组成：茵陈五钱，炒栀子三钱，黄芩三钱，生白芍三钱，茅术二钱，茯苓三钱，车前三钱（布包），通草钱半，木通二钱，泽泻二钱，炒苡仁三钱，川朴根钱半，青皮钱半，炒枳壳二钱，草梢三钱，灯心、竹叶各一撮。

用法：水煎服。

【审查意见】茵陈为黄疸要药。治黄疸，尤以通利小便为要，此固古人之明训，亦临床之惯技。此方茵陈、苍术祛湿补脾；栀子、黄芩、白芍清热凉血；苡仁、青皮泻肝行

---

① 即白豆蔻

水；川朴、枳壳去滞通便；茯苓、车前、通草、木通、泽泻通利小水。故此方乃清利专剂，治阳证黄疸，定可见效。

（3）黄疸第三方

主治：黄疸。

组成：炒白术三钱。

用法：煎汤，代茶饮之。服一月有效，连服三月除根。

【审查意见】此方用白术一味治黄疸，但须有脾虚胃寒、食少无味等症者，可用。

（4）黄疸第四方

主治：黄疸症。

组成：茵陈三钱，苍术二钱，猪苓二钱，泽泻二钱，茯苓二钱，陈皮二钱，枳实二钱，条芩二钱，栀子二钱，木通钱半。

用法：水煎服。

【审查意见】清热利水，治黄疸病，尚无不合。

4. 丹毒

（1）丹毒第一方

主治：大头瘟肿胀极甚。

组成：芙蓉叶、霜桑叶、白蔹、白及、大黄、金线重楼、黄连、黄柏、黄芩、白芷、雄黄、芒硝、赤小豆各等分。

用法：为末，用蜜水调敷肿处，以翎扫之。

【审查意见】此方收缩血管，清热解毒，通便凉膈，治丹毒症，尚可用之。

（2）丹毒第二方

主治：大头瘟。

组成：僵蚕一两，姜黄二钱半，大黄二两，蝉蜕六钱，蒲公英二两，银花一两。

用法：研细末，米糊丸，每服三钱，开水送下。

【审查意见】此乃清热、解毒、通便之专剂，治丹毒有效。

（3）丹毒第三方

主治：一切丹毒，热痛焮赤。

组成：郁金、黄连、黄芩、银花、蒲公英、玄参各等分，糯米五合。

用法：上为末，每用蜜水调如泥，鸡翎扫丹上，干即易之。

【审查意见】此方内服、外敷，均见著效。内服有清热、解毒、凉血之功，外敷有清热、退肿、止痛之效，以治丹毒，堪称平安之剂。

（4）丹毒第四方

主治：大头瘟。

组成：板蓝根二钱，连翘五钱，金银花三钱，牛蒡子三钱，玄参三钱，生甘草二钱，桔梗二钱，马勃二钱，路路通二钱，僵蚕钱半，薄荷叶二钱，川芎二钱，当归二钱。

用法：水煎，连服三四剂。

【审查意见】凉血、解毒、活血之剂，初起有效。

5. 疟疾

（1）疟疾第一方

主治：疟疾。

组成：斑蝥一个。

用法：研末，用枣肉为丸，如绿豆大。于疟未发前一时，将药贴印堂上，以布条缠之。候疟发过时，即起。药贴处起泡，切勿惊异，数日自愈。

【审查意见】斑蝥外贴，有腐蚀肌肉、刺激神经之功用。惟贴印堂穴以治疟疾，是否有效，尚待试验。

（2）疟疾立止汤

主治：疟疾二三发。

组成：半夏曲（姜炒）、香附米（酒炒）、青皮（醋炒）、草果仁（去壳）、火酒炒常山各四钱，真六神曲（姜炒）二钱。

用法：水煎服。

【审查意见】此方祛痰、消食、顺气，乃治疟之通行方，可用。

（3）疟疾第三方

主治：疟疾。

组成：核桃仁五钱，鲜姜一钱。

用法：以上二味，共捣为泥，用苍耳叶煎汤冲服，二次即愈。

【审查意见】核桃仁补气、养血、润燥、化痰，鲜姜下气、化食、调中。以治疟疾，尚属可用。

（4）疟疾第四方

主治：疟疾发热，兼自利症。

组成：柴胡三钱，黄芩二钱半，苍术二钱，茯苓五钱，槟榔三钱，常山二钱，紫朴钱半，青蒿二钱半，广皮二钱，草果二钱，生姜三片。

用法：水煎，在将发未发之间温服。一剂轻，二剂愈。

【审查意见】疟疾初起，面色青白，恶寒战栗；过一二时，则面赤大热，口渴头痛；五六时，大汗淋漓，热退身凉。次日复发，或间日，或再日，发作秩序整然。脉搏弦而滞，苔厚而腻，其厚为暑湿痰浊之停滞，外受风寒之感触。治法宜达外邪，清导暑湿，次宜化痰清导，方中之常山、槟榔、黄芩、草果乃本症之良药，若痰多者加浙贝，汗多者加白芍。

(5) 疟疾第五方

主治：疟疾

组成：凡病疟者，以手细按摩其锁骨（俗名算盘珠骨），必有一个骨节酸痛者。即以白胡椒末敷上痛处，用膏药盖之，次日即愈。

【审查意见】按胡椒所含有效成分为胡椒素、软树脂、挥发油脂肪、护膜、淀粉、有机酸、盐类，作健胃消食、祛风除痰、消积去寒有效。外治疟疾，效否待试。

(6) 疟疾第六方

主治：舌色光绛，大渴，溺滴涩，两腰痛如锥刺，尺脉沉数，往来寒热，有定时者，此乃暑疟。

组成：龟板三钱，玄参三钱，麦冬二钱，地骨皮钱半，桑皮二钱，丹皮三钱，知母三钱，天花粉二钱，银花五钱，青蒿三钱，六一散三钱。

用法：水煎，频频饮之。

【审查意见】清热滋阴有效，治暑疟尚称对症。

(7) 遇仙丹

主治：疟疾，寒热往来，发作有时。

组成：生军、槟榔、三棱、莪术、黑丑、白丑各三两，木香二两，常山一两。

用法：为末，水丸如梧子大。于未发时，温水送服一钱。次日即止；若不愈，再服一次，必愈。

【审查意见】此乃治疟之专方，有消导通下之功，体弱者切忌。

(8) 常山截疟饮加减

主治：疟疾。

组成：常山三钱，柴胡二钱，天花粉三钱，麦冬三钱，山楂二钱，麦芽二钱，六神曲二钱，竹叶二钱。

用法：水煎，去渣，露一宿。空心温服。

【审查意见】古方加减，有截疟、消食、清热之功。

（9）疟疾第九方

主治：疟疾。

组成：常山三钱，川军三钱，槟榔三钱，乌梅七个，大枣七个，小黑豆四十九粒。

用法：水煎服。

【审查意见】通行方，疟疾兼痰食积滞者有效。

6. 猩红热

（1）猩红热第一方

主治：猩红热。

组成：归尾三钱，赤芍三钱，知母二钱，炒条芩钱半，僵蚕二钱，蝉蜕二钱，红花饼八分，紫草钱二分，丝瓜络三钱。

用法：水煎服。

【审查意见】活血凉血，清热通络，可用。

（2）加减青黛饮

主治：猩红热。面赤身热，发痧眼红，呼吸困难，或发谵语，不省人事，对答糊涂，脉象洪数，有时或伏。

组成：柴胡三钱，生白芍三钱，山楂四钱，葛根四钱，丹皮三钱，青黛三钱，犀角四钱，生地五钱，麦冬三钱，生石膏四钱，紫草三钱，知母三钱，灯草一钱，竹叶二钱。

用法：水煎为汤，不拘时间，空心服之。服后三四钟后，当见清醒，不可再用。

【审查意见】此方为解表清热、生津凉血、利尿之良剂，治猩红热有效。

（3）猩红热第三方

主治：猩红热（即烂喉痧）。

组成：玄参六钱，金银花二钱半，白菊花二钱，粉丹皮三钱，浙贝母（去心，研）五钱，冬瓜仁（研）二钱，板蓝根三钱，细木通二钱，牛蒡子（研）六钱，薄荷叶四钱，羚羊角（另煎，兑服）一钱，射干三钱，麦冬二钱，龙胆草二钱，大青果三枚。

用法：童便引，水煎服。

【审查意见】本方有清热、败毒、解表之功，对于猩红热兼有微寒者，可用。

7. 痧症

（1）痧症第一方

主治：痧毒。

治法：用荞麦面，以阴阳水和成饼，放在前后心、四肢弯，以手搓之，搓后见毛即愈。毛色白者轻，色黑者重。

【审查意见】此民间搓痧法，可备用。

（2）痧症第二方

主治：痧症初起，因身内有火，遇风郁结，全身浮肿，致痧难出。

组成：川羌活钱半，防风一钱，蝉蜕五分，连翘一钱，桔梗一钱，广皮一钱，前胡一钱，枳壳五分，赤苓钱半，甘草五分。

用法：临症视患者大小，可随时增减分量。引用生姜二片，若痧出，有咳嗽发热，加川贝、酒芩；有泻，去枳壳。

【审查意见】此方疏风清热，痧症有表证者可用。

（3）痧症第三方

主治：痧症。

组成：荆芥二钱，防风钱半，细辛八分，枳壳二钱，广皮二钱，酒芩三钱，贝母二钱。

用法：水煎，连服二剂。

一、内科

【审查意见】此发汗解热剂，痧症初起兼表证者，可用。

8. 鼠疫

主治：鼠疫初起者。

组成：牛蒡子四钱，生地四钱，薄荷三钱，银花三钱，紫花地丁五钱，甘草三钱，连翘三钱，浙贝母三钱。

用法：水煎服。

【审查意见】本方有清热败毒之功，鼠疫初起，尚可取用。

9. 白喉

（1）白喉第一方

主治：喉内肿痛腐烂，或有白，或无白；周身胀痛，壮热不止；或微恶寒，或神昏口渴，气粗，呼吸困难，食难下咽，便秘溺赤，头晕痛，耳下肿胀，舌苔黄燥。

组成：炒牛子四钱，川郁金三钱，射干二钱，玄参四钱，薄荷叶二钱，大青叶二钱，粉丹皮三钱，浙贝母三钱，茜根钱半，羚角（另煎，兑服）一钱，炒赤芍二钱，青黛一钱，连翘三钱，生石膏三钱，甘草一钱，芦根三钱，蝉蜕一钱。

用法：蝉蜕一钱为引，水煎服。如内热甚者，倍加石膏（不要用煅的），天花粉、金果榄、板蓝根、金银花亦可加入；阳明实热太甚，可酌用酒军、玄明粉。

【审查意见】此方清热、解毒、活血、消肿，甚有效验。

（2）白喉第二方

主治：白喉。

组成：藿香叶四钱，白蔻仁五分，薄荷二钱，银花四钱，牛子三钱，连翘二钱，僵蚕四钱，滑石六钱，马勃四钱。

用法：晒干（忌火），共研细末。每服三钱，水三杯，煎数沸，温服，每日三次。

【审查意见】此方治白喉初起，恶寒发热，胸痹，喉疼，口干不饮食者最宜。

（3）白喉第三方

主治：恶寒发热，四肢疲困，喉肿，夜间发热。

组成：牛蒡子二钱，犀角（剉细末）二钱半，炙鳖甲八钱（捣），丹皮二钱，细生地三钱，人中黄三钱，玄参三钱，龙胆草钱半，射干一钱。

用法：如恶寒发热，四肢困倦，加威灵仙二钱，独活二钱，槟榔二钱；渴甚者加生石膏六钱，童便一杯。水煎服。

【审查意见】解表清热，解毒杀菌，白喉经过四五日，高热不退者，可用。

（4）吹喉散

主治：白喉。

组成：冰片一分，朱砂三钱，硼砂二钱，玄明粉四钱。

用法：共研细末，吹患处，每次一二分。

【审查意见】冰片清热杀菌，朱砂镇静、清心热，硼砂亦清热破积，玄明粉泻热、软坚。故治白喉，外吹此散颇佳。

（5）清热散

主治：白喉红痧。

组成：连翘三钱，霜桑叶三钱，白桔梗三钱，炒牛子三钱，射干三钱，酒黄芩二钱，酒生地三钱，酒黄连一钱，川郁金三钱，川贝母二钱（去心），焦山栀三钱，犀牛角钱半。

用法：水煎服，连服三剂。

【审查意见】本方有清热败毒之功，可备应用。

（6）普济消毒饮加减

主治：瘟疫白喉。

一、内科

组成：连翘三钱，银花三钱，蒲公英三钱，板蓝根三钱，金果榄二钱，甘草节三钱，生槟榔二钱，玄参二钱，马勃二钱，大青果三钱，竹叶二钱，瓜蒌皮二钱半，橘红皮二钱半。

用法：水煎，空心服。但未服药前，宜先刺少商、商阳、少冲、少泽四穴，然后再针合谷穴，行四五时。

【审查意见】此乃治喉症之套法，有清热、利肺、润喉之效，可用。

10. 破伤风

（1）破伤风第一方

主治：破伤风。

组成：蜡渣，红地肤子苗，蝉蜕，槐树皮。

用法：蜡渣，即过蜂蜜所余之渣；红地肤子苗，相传端午夜采之待用；蝉蜕、槐树皮，分量看人之大小、伤之轻重用之。以上各味同煎服，黄酒为引，服后使汗出自愈。外用疮药烘方：白面打熟，薄粥摊草纸上贴之。

【审查意见】本方有活血、疏风、杀菌之效，破伤风初得用之，能使菌毒外泄。然须患者住暗室静养，方可完全收效。外用疮药烘方，效力甚弱，用之无碍。

11. 疫疹

（1）秘制玉枢饼

主治：小儿惊风时瘟痧症。

组成：钩藤钱半，天麻钱半，白僵蚕钱半，薄荷钱半，天竺黄钱半，橘红皮钱半，川贝母二钱，山慈菇钱二分，雄黄七钱，朱砂二钱半，巴霜二钱半，全蝎四个，牛黄五分。

用法：共为细末，以温开水和匀，做成饼剂用之。

【审查意见】有清热、解毒、祛风及弛缓神经之功，对于惊风及疫疹可用。囿原方无用，量是又在临症者斟酌用之。

12. 杂集

（1）加味玉枢丹

主治：

组成：千金子霜二两，山慈菇二两，川文蛤二两，红芽大戟一两半，片匣砂三钱，老山明雄三钱，珍珠五钱，台麝香五钱，本牛黄三钱，真琥珀三钱，制乳香三钱，制没药三钱。

用法：上为细末，糯米面成锭，五月五日午时做，赤金为衣。即磨一锭服之，得吐利便愈。

①山岚瘴气，烟雾疠疫，恶寒恶热，欲吐不吐，痈疽发背，对口疔疮，天蛇，无名肿毒，蛀节，红丝疔及杨梅疮，诸风隐疹，新久痔疮，并用无灰淡酒磨服，外用水磨涂擦疮上，日夜数次，觉痒而消。

②伤寒心闷，狂言乱语，胸膈寒滞，邪毒未出，瘟疫烦乱，发狂，喉闭，喉风，俱用薄荷汤，待冷，磨服。

③赤白痢疾，肚腹泄泻，急痛霍乱，绞肠痧及诸痰喘，并用姜汤，磨服。

④妇人急中癫邪，喝叫，奔走，狂乱，羊儿猪癫等风，俱用石菖蒲煎汤磨服。

⑤中风，中气，口眼歪斜，牙关紧急，言语蹇涩，筋脉挛缩，骨节风肿，遍身疼痛，行步艰辛，诸风诸痛，并用酒磨，炖热服之。

⑥自缢，溺死，压死，鬼魅迷死，但心头微温未冷者，俱用生姜，续断酒煎，磨服。

⑦一切恶蛇，疯犬，毒蝎等虫，伤人发肿，攻注遍身，甚者毒气入里，昏闷叫唤，用酒磨，灌下，再吃葱汤一碗，被盖出汗立苏。

⑧疟疾临发时，东流水煮桃柳枝汤，磨服。

⑨小儿急慢惊风，五疳五痢，脾病黄肿，隐疹疮瘤，牙关紧急，并用薄荷浸水，磨浓加蜜服之，仍擦肿上。

⑩牙痛，酒磨，涂痛上，仍含少许，良久咽下。

⑪小儿遗毒，百日内皮塌烂斑，眼眶损烂者，俱用清水磨服；打扑伤损，用松节无灰酒研服。

⑫头痛，偏头风，愈后毒气攻注脑门作胀者，俱用葱酒研服一锭，仍磨涂太阳穴上。

⑬妇人经水不通，红花汤下。

⑭传染病流行，用枇杷根汤磨浓，滴入鼻孔，次服少许，任入病家，再不传染。

【审查意见】千金霜、山慈菇清热解毒；川文蛤、红芽大戟、片砂、明雄燥湿去风，解毒杀菌，通关；珍珠、台麝、牛黄、琥珀散瘀宁神，清心凉肝，拔毒，顺气，透窍；乳香、没药活血伸筋，散瘀定痛。主治以上各症，当能生效。惟十四条谓预防传染病云云，效恐不确。

（2）八宝小金丹

主治：一切瘟疫时毒，疔毒，蝎蛰，狗咬。

组成：镜面砂一两二钱，茅苍术一两二钱，母丁香一两二钱，梅花片一钱，真台麝一钱，蟾酥一两二钱，明雄黄一两二钱。

用法：各研细末，五月五日配合水，簸为小丸。

【审查意见】镜面砂、雄黄杀菌解毒；蟾酥、冰片开窍消炎；苍术、丁香散气止痛，渗湿和胃。治疫症、时毒等有效。

（3）杂集第三方

主治：瘟症。

组成：石膏三钱，僵蚕钱半，蝉蜕钱半，薄荷二钱，香豉钱半，黄连一钱，黄柏一钱，黄芩一钱，栀子一钱，知母二钱。

用法：分量随病症轻重、虚实，临时斟酌增减之，可也。黄酒、蜂蜜为引，水煎冷服。

【审查意见】清热、解表、疏风有效。治瘟疫、目赤鼻干、舌黄唇焦、燥渴引饮、神昏谵语者可用。

(4) 消暑七液丹

主治：瘟疫，痧胀，伤寒，温热，黄疸，疟痢，霍乱，红疹，白痦，烂喉，丹痧，风火喉痛，及一切暑湿，暑热，暑秽，暑风，暑咳，头痛脑涨，头晕目昏等。

组成：上滑石十二斤，鲜佩兰叶汁、鲜藿香叶汁、鲜莱菔汁、鲜苏叶汁、鲜荷叶汁、鲜侧柏叶汁各三十两，生锦纹大黄三十两。晒干研细末，用好陈酒二斤拌入，按此方加入鲜青蒿汁二十两，效力更宏。

用法：上方将滑石研极细，去渣称准，用粉甘草三十两泡汤浸，漂飞净，以甘草汤尽为度，摊晒瓦盆内。七液不分前后，随时倾入，惟柏叶难于取汁，须投生藕汁中一同捣烂，方绞得汁出。待诸药俱已拌入、晒干，研细收储。最好称准，每服四钱，做成一大丸，晒干封固。

痢疾红者，黑山栀一钱；白者，生姜三片，煎汤化服；疟疾，生姜三大片，半夏一钱，煎汤化服；烂喉痧，一切杂症，白滚汤服；发斑、发痧，不得透达，轻者一二服，重者二三服，即愈；喉咙痛，因风火者，玄参、豆根煎服，重者三服；夏秋间发热不止，或头痛，头晕，寒热，开水送服，黄疸、茵陈五钱，焦栀二钱，煎服；伏暑，青蒿二钱，生首乌二钱煎服；霍乱，用阴阳水送下。

【审查意见】消暑七液丹，乃经验良方，辑要之原方，有消暑、解热、逐积、化浊、宣肺、和胃、泄水、利尿之功。

（5）麝雄丸

主治：时行瘟疫，山瘴厉气。

组成：台麝一两，老明雄二两，镜明砂五钱，西月石一两，枯矾一两，海螵蛸二钱半，南丹五钱，玄明粉五钱，五花龙骨五钱（煅）。

用法：上共为细末，糯米糊作丸，如软米大。每服二十至三十丸，小儿减半，水下。

【审查意见】台麝开经通窍；玄明粉泻热软坚；明雄、朱砂、南丹、西月石，活血、解毒、杀菌、清热、消积；枯矾、龙骨、海螵蛸燥湿清肠，通脉解毒。此方是治瘟疫、时令病之良品，亦卫生家必要之药剂也。

（6）杂集第六方

主治：预防时疫传染及水土不服。

组成：朱砂七钱，雄黄一钱五分，蟾酥六分，麝香四分，冰片三分，硼砂三分，薄荷霜三分，木香三分。

用法：拣上等，共研极细面，每服一分至二分，白水送下。

预防每日一次，一分；临症每日三次，每服二分。

【审查意见】本方清热解毒、杀菌调气有效，为一种有效药品，旅行家不可不备。

（7）食桃竟能致命（医士郭封沂）

文水合聚永银号执事高子峰，年逾花甲。数年前自街购桃数斤，回柜散给同事分食，亲择佳者两枚，食一枚而腹中大不舒畅，移时竟不能支持，昇之医家时，或谓时气被桃敛歇、或谓温毒暴发，与桃无涉，纷纷谕治，毫无价值，针药罔效，三日而亡，均以为奇。当时余未临症、嗣后有人谈及症状，思得本草有食桃能发丹石毒，又服术人忌食之说，必其人年老气衰，素喜服术以补养，或喜服丹石以壮阳，有以致之。众皆首肯，是否此理，贡献大会，请研究之。

【审查意见】食桃一枚竟能致命者，既非服术人忌食之说，亦非喜食丹石以致之也。考其原因，乃确由买桃时未及挑拣，以致细菌借此媒介附着于上，兼之其人年老气衰，抵抗力薄弱，遂食一桃而垂命矣。且不独一桃为然，故凡一切生冷瓜果，未经消毒，偶而食之，兼能致命。然一般人之所以不致患斯者，实为抵抗强弱之关系也。

（二）时令病

1. 伤寒

（1）防风通圣散加减

主治：伤寒初起、表里俱实者。

组成：防风三钱，独活三钱，荆芥三钱，连翘二钱，秦艽三钱，威灵仙二钱，赤芍二钱，黄芩三钱，大黄三钱，栀子二钱半，川芎二钱，川郁金二钱许，甘草一钱。

用法：水煎服。

【审查意见】此系古方加减，有清热解表之效。

（2）伤寒第二方

主治：伤寒温病。

组成：僵蚕钱半，蝉蜕钱半，姜黄一钱，黄连一钱，黄芩钱半，栀子钱半，连翘三钱，薄荷钱半，酒军一钱，玄明粉二钱。

用法：竹叶引水煎服。若心下痞，加枳壳二钱；小便赤，加滑石二钱；胸中热，加麦冬钱半。本方分量，临症视病势轻重、患者强弱，加减用之可也。

【审查意见】本方虽有清热散毒之效，但须以病症之程度为标准。

一、内科

(3) 伤寒第三方

主治：伤寒妄言狂语。

组成：连翘四钱，生石膏四钱，犀角片一钱，生地黄三钱，黄芩三钱，知母二钱，黄连二钱，茯苓四钱，泽泻三钱。

用法：灯心五分作引，水煎服。

【审查意见】通行方，有清热之效。

(4) 实花散加减

主治：腹痛呕吐，伤寒头痛，寒热往来等症。

组成：川郁金二钱，荆芥三钱，细辛三分，真降香一钱。

用法：水煎服。有火，加金银花、连翘；有食，加槟榔、枳壳；小腹痛，加青皮；霍乱症，加玄胡索；寒热往来，加柴胡、川独活。

【审查意见】本方有通瘀散寒之效。

(5) 伤寒第五方

主治：伤寒时寒时热，无汗。

组成：紫苏三钱，荆芥三钱，防风二钱半，秦艽三钱，羌活三钱，陈皮二钱，桂枝二钱半，香附二钱，川芎二钱，白芷二钱，甘草一钱。

用法：姜三片为引，水煎，空心服。

【审查意见】本方对症虽效，但表散之品不宜太多。

(6) 伤寒第六方

主治：伤寒六七日，往来寒热，内热口干，有痰，头痛，胸闷等症。

组成：柴胡一钱，制半夏二钱，酒黄芩二钱，白芷片二钱，川芎五分，寸冬二钱半，酒知母二钱，炙甘草一钱。

用法：生姜三片为引，水煎服。

【审查意见】古方加减，可备用。

（7）伤寒第七方

主治：伤寒感冒，风寒，气上冲逆，喘促等症。

组成：苏叶一钱，橘皮八分，生姜二钱，豆豉三钱，葱白三钱。

用法：水煎八分，徐徐服之。

【审查意见】治伤寒感冒，当能有效。

（8）加味实华散

主治：风寒湿邪之霍乱，上吐下泻，肚腹绞痛，转筋等症。

组成：广藿香六钱，苏荷叶四钱，香白芷三钱，黄郁金六钱，荆芥穗四钱，降香屑四钱，贯众六钱，防风六钱，猪牙皂三钱，明雄黄三钱，北细辛三钱，紫苏叶四钱，广陈皮六钱，半夏（姜醋煮）六钱。

用法：上药生晒，共研细末。每服一钱，温开水送下。小儿减半，孕妇忌服。

【审查意见】通行方，有效。

（9）伤寒第九方

主治：伤寒，牙关紧密，药水不下。

用法：用青布一方，蘸冷水掩胸部。

【审查意见】用青布蘸水掩胸部，以开牙关，与西医冰囊掩头之意相同。伤寒体温升腾，神志昏糊，全身痉挛者，可资取用。但病至此时，其势甚危，此方恐无确切之效耳。

伤寒阳证与阴证之比较：

伤寒有阳证、阴证之分，庸者不察，难辨所以，或误阳为阴，或误阴为阳，妄予投药，儿戏人命，危哉。兹以管窥所及，不敢自私，特为分析言之于后，以共同好接济世人。

阳证所有之特征：喜言语；声响亮；口鼻之气往来自

如；手足温暖；爪甲红活，不发青紫；小便或黄、或赤、或浊、或短数；大便燥秘或胶闭；常欲开目见人；能饮冷水；身轻，易于移动；面部青黑而且红活光彩；目痛，鼻干，不眠；唇燥；舌黄。

阴证所有之特征：懒言语；声不响亮；口鼻之气自冷；手足厥逆；爪甲青紫而不红活；小便清白或淡黄；大便下利或寒结；目闭不欲见人；不能饮冷水；身重，难以转侧；面色青黑或虽赤而不红活光彩；蜷卧向壁，欲寐；唇青；舌苔黑而滑。

【审查意见】此乃根据伤寒论所制，在阳证与阴证上之判别，尚无不合。然须注意真阳假阴证与真阴假阳证，方不致有误，不然一味拘泥阳证与阴证，若遇真阴假阳或真阳假阴，不为误疗者几希。

2. 温病

(1) 温病第一方

主治：温热邪入血分，发斑身热，口渴，脉搏频数。

组成：大连翘三钱，大青叶二钱，犀角一钱，赤芍二钱，生地三钱，丹皮一钱半，山栀二钱，淡竹叶一钱，紫雪丹五分（冲）。

用法：水煎，空心服。

【审查意见】此方能清血分之热，温热病有斑疹，谵语妄见者，宜之。

(2) 温病第二方

主治：风温寒客于荣卫，失汗失下，胸膈不通。

组成：醋香附钱半，紫苏钱半，柴胡炭二钱，白茯苓三钱，川芎五分，葛根一钱，广橘红一钱，甘草五分，前胡一钱，苏子钱半，川郁金钱半，桔梗二钱半。

用法：水煎服。

【审查意见】有宽膈、散寒、祛风之功。

（3）温病第三方

主治：温病咳嗽。

组成：鲜瓜蒌二钱，枳壳一钱，桔梗二钱，川贝母（研，去心）二钱，知母二钱，大玄参四钱，天冬二钱，麦冬三钱，橘红二钱，酒芩二钱。

【审查意见】清肺火，润喉，化痰有效。

（4）温病第四方

主治：斑疹狂躁，干渴，时欲饮水，身出赤红斑疹，六脉洪数。

组成：犀角一钱，生地四钱，黄柏三钱，石膏二钱半，知母二钱，生甘草钱半，白芍三钱，丹皮三钱，僵蚕二钱半，蝉衣二钱，栀子二钱，麦冬二钱半。

用法：引用竹叶一撮。

备考：斑紫红者，为热甚；黑色者，为胃烂。稀少成点者吉；稠密成片者凶，黑如果实者死；脉洪长滑数者易治；沉伏弦微者难治。

【审查意见】此方有清热凉血、解毒生津之效。

（5）温热病身冷治疗之经验

文水王梁坡陈永华，素以樵耕为业。去夏身患温热，延余诊，甫入室即觉积气逼人。诊得脉象虚细不振，询及病前既往症，云素无他症，惟腹时痛。询及现症之既往症，云及初得病之日，舌苔厚白，面垢作呕，身有积气，多汗身冷，腹满时疼，自利粘臭，小便黄赤种种症状。医者有谓阴寒，治之而病增；有谓温邪，屡用攻下。虽然二便清利，腹痛已止，身冷益甚，冷汗益多，饮食不进，不能起床。详察现病状况，胸腹无滞，表里无邪，二便清利。谛思之，脉象虚细，不任寻按，中气不振之象也。先是面垢苔厚、气积身冷、自利作呕种种症状，显属温邪，犯太阴。医者不知宜先和里，达邪外出之法，妄用攻下，中气大伤。况素日樵耕山野，饮溪水，啖生冷，势所必然。脾气素伤，时腹满痛，温邪直中之所由来也。谓之曰，此刻已成脱症，极难下手，稍缓不可救药。病家深信不疑，再三求救，不得已，勉拟一方，以生脉散为主旨，加以芪、术、苓、芍，重用附子以回阳气，山萸收敛元气，不三剂而竟奏全功。

【审查意见】谕症治法，尚合法度，可资备用。

3. 伤暑

（1）生津煎

主治：暑热，水泻腹痛，身热有汗，面赤。

组成：生芪一两，滑石五钱。

用法：水煎服。

【审查意见】此方有解热利尿之功，可备应用。

（2）香薷饮

主治：暑热肠鸣，心烦身热，无汗，泄泻，腹痛。

组成：香薷一钱，扁豆五钱，厚朴二钱，木瓜二钱，黄连五分，云苓二钱，粉草钱半。

用法：水煎服。

【审查意见】此方虽系古方，对于原方主治病症，确有相当功效。若能详细诊察病情，随症制宜，必能有效。

（3）伤暑第三方

主治：暑气化热，发热口渴。

组成：荷叶二钱，连翘三钱，知母四钱，蝉蜕二钱，生石膏五钱，蓝根二钱，玄参二钱。

用法：水煎服。

【审查意见】清凉解热剂，可用。

(4) 伤暑第四方

主治：伤暑久泻，饮食少进，兼暑渴，吐泻，腹痛。

组成：焦术三钱，茯苓三钱，益智二钱，砂仁二钱，草果二钱，扁豆三钱，生麦芽二钱，焦楂二钱半。

用法：生姜引，水煎服。

【审查意见】此方有健脾、渗湿、温脾、解暑、消导食滞之功，对于原方主治病症，尚属适应可用。

(5) 伤暑第五方

主治：脾泻腹痛，（受湿热兼暑）里急后重者。

组成：云苓片三钱，白扁豆五钱，川厚朴三钱，片芩钱半，广楂钱半，粉草钱半，杭白芍三钱，枳壳一钱。

用法：水煎服。

【审查意见】此方健脾渗湿，清热解暑，温中消滞，可用。

(6) 无意中食冬瓜治愈危症之经验（医士郭封沂）

庚子孟秋，余先祖七十有三岁。染患暑热，历治无效，后加小便不通，危殆已甚。自问已无生理，适族祖来慰问，谈及园中冬瓜结实之佳，先祖急思食之，速取一枚，购精羊肉炖熟，与食半碗。食后腹中甚不舒畅，举家惶惶，追悔不及。不移时，小便大通，当日病减大半，次日又食一碗，而病若失。调养月余，康健如常，后又享寿十有二载而逝。如《内经》云：临病人问所便，或即此理也。

【审查意见】

查冬瓜之所以能治愈暑热兼小便不通者，并非意外之事，乃以本品性味甘微寒，有清热利湿、益脾补气、利便通肠之功效故耳。

4. 感冒

(1) 防风汤

主治：发热身痛，卧不安而脉浮。

组成：防风、陈皮、银花、荆芥、枳壳、焦三仙、法半夏、赤苓各一钱。

用法：水两杯，煎七分，冷服。

加减法：头痛，加细辛三分，川芎五分；手足肿，加威灵仙、川牛膝、银花；内热，加连翘、知母；痰多，加川贝母、瓜蒌仁；头面肿，加薄荷、甘菊；血滞，加茜草、丹参；口渴，加花粉；小腹胀痛，加青皮；食积腹痛，加山楂、莱菔子；面黑，加苏木、红花；寒热，加柴胡、独活；积浊，加藿香、薄荷；赤白痢，加槟榔；腹胀，加大腹皮、紫厚朴；咽喉痛，加山豆根、射干；心痛，加玄胡索、莪术。

【审查意见】此方虽系古方，为治感冒、时令病之良方，有解表清热之效。

（2）荆芥汤

主治：恶寒，发热，头痛。

组成：荆芥、防风、川芎、陈皮、青皮、连翘各一钱。

用法：水二盅，煎七分，稍温服。

加减法：食不消，加山楂、葡子；郁结不舒，加细辛；有积，加槟榔；气壅，加乌药、香附；大便不通，加枳实、大黄；小便不通，加木通、泽泻；咳嗽，加桔梗、兜铃；食积，加三棱、莪术；心烦热，去川芎，加黑栀子；暑热，加香薷、厚朴；痰多，加川贝母、白芥子；血壅，加桃仁、红花；喉痛，去川芎、青皮，加薄荷、射干、牛子。

【审查意见】此方为治时令病之方剂，解表疏络，清热有效，对初起感冒之发热、恶寒、咳嗽，可用。

（3）感冒第三方

主治：外感日久，日轻夜重，先寒后热，或热不寒，气滞咳嗽，口渴羸瘦，消化不良。

组成：黑独活二钱，黑芥穗一钱，黑秦艽钱半，柴胡钱半，粉丹皮二钱，鳖甲（醋炙）五钱，丝瓜络一钱，防己钱半，瓜蒌皮二钱，川贝母三钱，桔梗二钱，生蛤粉四钱，七爪红三钱，苏子三钱，炙覆花（布包）二钱，枇杷叶（布包，去毛）四钱。

用法：咳甚，加兜铃一钱；肺热甚，加苇茎四钱，羚角八分。水煎服。

【审查意见】按此方之药品，有清热凉血、疏解肌表之功。对于温病热邪伏于血分者，有热多寒少，或但热不寒者，宜之。

（4）感冒第四方

主治：感冒。

组成：荆芥三钱，防风二钱，云苓三钱，枳壳钱半，桔梗钱半，柴胡二钱，羌活二钱，独活二钱，川芎钱半，薄荷一钱，甘草钱半。

用法：水煎服。

【审查意见】通行方，可资应用。

（5）疏风败毒散

主治：外挟表邪之疾，其脉必浮紧，则发热体痛，形气实者。

组成：当归钱半，川芎一钱，杭白芍一钱，羌活钱半，独活二钱，桔梗钱半，枳壳一钱，柴胡一钱，云苓钱半，白芷一钱，甘草五分，紫苏钱半，陈皮一钱，香附一钱，生姜三片。

用法：上药为粗末，布包，水煎服。

【审查意见】本方功能活血滋液，疏散风邪，清解郁热，宣达气机，可资应用。

5. 风湿

（1）豨莶神效草

主治：风湿症。

一、内科

组成：豨莶草。

用法：研细末，炼蜜丸，如桐子大。早晚以盐汤送二三十丸；亦有以生酒浸湿，蒸数次而用者，功效同此。

若风痹由于脾肾皆虚、阴血不足，不由风湿而得者，本方绝不可用，慎之。

【审查意见】此方有祛风散湿之功，可备应用。

（2）腿痛神效方

主治：风湿腿痛。

组成：真明天麻三钱，麻黄三钱，川乌钱半（炮），明没药一钱，木香六分，马钱子三钱，木瓜一钱，川牛膝一钱，黑杜仲二钱，川芎一钱。

用法：水煎服。

【审查意见】此方功专镇痛行瘀，宣达风湿，应用于风湿、瘀滞、局部神经作痛者有效。

（3）熏洗腿疼方

主治：腿部受风湿疼痛者。

组成：生黄芪二两，当归一两，豨莶草三钱，防己二钱，防风二钱，羌活三钱，独活二钱，川甲珠二钱，地龙钱半，川牛膝五钱，红花二钱，川芎二钱，杜仲钱半，川乌三钱，草乌三钱，透骨草一钱。

用法：水煎，熏洗。

【审查意见】此方具补气、活血、宣散风湿、破瘀、疏滞、麻醉神经之功，对于气虚瘀滞之风湿腿疼，用之有效。

（4）止痒方

主治：皮里肌外受风湿而作痒者。

组成：防风、苦参、夏枯草各一钱，明雄黄三钱。

用法：共研细末，搔破撒之，久而自愈。

【审查意见】此方有散风、祛湿、清热之功，外受风湿而热郁之肌肤发痒者可用。若加入地肤子三钱，功效较捷。

(5) 洗腿痛方

主治：风寒湿腿疼痛。

组成：苍术四两，祁艾二两，羌活五钱。

用法：水煎，徐徐温洗，忌风即妥；如不慎受风，不易愈也。洗后务须避风，切记。

【审查意见】本方有燥湿温通之功，用于寒湿腿痛之初起者有效。若经时过久，影响血行发生变化，则非此方所能胜任矣。

(6) 风湿第六方

主治：受风湿身疼肢废，腰背亦痛。

组成：羌活、独活、川芎、当归、赤芍药、防风、炒续断、粉丹皮、红花、桃仁、乳香、生地各一钱。

用法：上药水煎服。有热加黄芩。

【审查意见】本方配伍各药，皆系疏散风邪、活血、行血、凉血之品，应用于外感症之血行迟滞、瘀积作痛者，最为相宜。以其既可解表而不伤阴液，复能行瘀而除祛滞痛也。

(三) 呼吸器病

1. 肺痨

(1) 獭肝散

组成：獭肝一味。

用法：每服五分至二钱。或加牛黄五分，犀角一钱，桔梗二钱半，生甘草五分，与獭肝一钱半为丸。獭肝炙研，各药为末，水泛为丸。开水送下，日三次。

【审查意见】獭之肝脏内，含有肝糖（glycogen），有补助营养之功。人体肝脏内之肝糖缺乏，则营养不足，身体羸瘦，结核菌易乘机侵入致病。此方有益营养，自能取效，惟用时宜生晒，不宜炙研。

(2) 治肺痨方

主治：肺痨，阴虚发热，咳嗽，痰中带血。

组成：西洋参二钱，天麦冬二钱，地骨皮二钱，三七三分，百合三钱，川贝母二钱，苡仁四钱，生地二钱，丹皮二钱，茯苓二钱。

用法：水煎服。

【审查意见】肺痨乃结核杆菌侵害肺所致。发热，咳嗽，痰中带血，已至一二期症状，迥非补气、滋阴、活血所能济。必须注意营养、空气、日光、静养、卫生等疗法，或有济于事乎。

(3) 薏珠鳗鲡粉

主治：肺结核，面色㿠白，舌光无苔，咳嗽吐稠痰或稀痰，或痰中夹血，体瘦，夜卧盗汗，下午颧红，潮热，男子遗精，女子经闭等症，脉象细数。

组成：薏米仁五钱，鳗鲡（烧灰）十钱。

用法：如有剧烈症状，可临时加服。如咳甚，服癯仙琼玉膏；痰多，用川贝、甜杏仁、紫菀、款冬、百合、柿霜等药；体力衰弱，服牛肉汁、鸡肉汁、牛乳、鸡卵；痰中夹血，可用白及末吞服；潮热，可用地骨皮、青蒿、龟甲、玄参、丹皮等；盗汗，可用牡蛎、鲜桑叶；便秘，可用桑葚膏或大麻仁；胃呆，用麦精。研成细粉，每次钱半至三钱，白汤化服。

【审查意见】按薏米仁之特效成分在糠，含有生活素 vitamin，有益人体之营养。鳗鲡内含有钙质 calcium，故能增血中之钙质，兴奋神经，减杀杆菌，故肺结核病者宜之。若患遗精之症者，恐益助其阳，反为有害，故宜以大鱼骨烧灰代之，较为妥善耳。

（4）肺痨第四方

主治：初期或二期肺结核。

组成：生米仁八钱，炙百部一钱，侧柏炭钱半，鲜石斛、兜铃（炙）、茜草根、地骨皮各一钱，远志八分，浮小麦、炙鳖甲各三钱，川柏二钱。

用法：另以鳖甲一味，焙研为粉，每日开水送下一钱，浓煎温服。此方须连服一月后，间日服一剂；二月后，每三日服一剂，百日可愈。

【审查意见】此方有清热、止血、化痰之效，治肺病之通行方。同时兼行空气、日光、营养、休息、运动等卫生疗法，或可有效。

2. 肺痈

（1）肺痈经验方

主治：肺痈。

组成：瓜蒌二两，桔梗二钱，葶苈子三钱，花粉三钱，麦冬四钱，大红枣二枚。

用法：水煎服。

【审查意见】此方功专活血散瘀，肺痈咳嗽气喘者可备用。

（2）加减通络活血汤

主治：肺痈。

组成：藏红花一钱，紫草三钱，天仙藤五钱，犀角一分，生地三钱，鸡血藤三钱，丝瓜三钱，丹皮二钱半，皂荚二钱，麻黄一钱，血木通一钱。

用法：引加忍冬花、藤各二钱。水煎，食后服。服一剂后，去皂荚、麻黄，加生地至六钱，炙草三钱，再服，即愈。

【审查意见】古方加减，治肺痈已入二期，咳痰吐涎，热高，胸痛，声音重浊，脉搏紧促者可用。

（3）肺痈第三方

主治：肺痈。

组成：豆腐脑、人乳、蜂蜜、黄酒、童便各四两。

用法：上五味，用砂锅熬好，服三五剂即愈。

【审查意见】按豆腐脑含有淀粉，能清火、解毒、补血；人乳含有赤白血球，能滋血、生肌；蜂蜜含有糖类、有机物及灰质等，能清毒、补中；黄酒、童便和血排脓。故治肺痈诚属良方，惟黄酒之用量以少用为宜。

3. 肺痿

（1）治肺痿方

主治：肺痿。

组成：补肺阿胶汤加白及三钱，全瓜蒌四钱，麦冬三钱，去兜铃，重用阿胶五钱。

用法：水煎服。

【审查意见】补肺阿胶汤为治肺痿良方，再加白及等更佳。惟肺痿初得者有效。

4. 咳血

（1）咳血第一方

主治：咳血

组成：生白及三钱，生三七末钱半。

用法：各研细末，每服三分，开水或藕汤送下，日服三次，食后服。

【审查意见】行瘀止血有效。

（2）咳血第二方

主治：男女咳血，呕血，痰中带血。

组成：当归三钱，白芍二钱，炙百合三钱，阿胶珠三钱，白茅根二钱，炙杷叶（布包）钱半，生地二钱，法半夏二钱,橘红三钱,生甘草一钱。

用法:姜炭引。

【审查意见】按咳血属于肺,呕血归于胃。此方无论咳血、呕血,有积热者宜之。当归、生地、白芍补气凉血,含有胶质,增加血液之凝固力;百合、阿胶、茅根、枇杷叶滋阴、凉血、止血;半夏、橘红止咳,镇呕。若痰中带血,宜加郁金、降香、茅根较妥。

(3)咳血第三方

主治:咳嗽痰中带血。

组成:天冬二钱半,麦冬二钱半,生地钱半,熟地钱半,大小蓟二钱,当归二钱,川郁金二钱,川贝母二钱,藕节二钱,茜根二钱,白茅根二钱,蒌仁炭钱半,香附炭二钱。

用法:童便为引。

【审查意见】此方以二冬泻火化痰;二地补血凉血;二蓟凉血、止血;川郁金、贝母行血止咳;藕节、茜草根、茅根凉血;蒌仁炭、香附炭、当归炭止血,俾血、止痰。诚宁嗽、祛痰、止血之良剂也。

(4)吐血神效丸

主治:吐血,咯血,咳血,痰中带血,呕血及将入损途诸症。

组成:西洋参一两,炙鳖甲一两,全当归一两,南沙参二两,茜草炭一两,侧柏炭三两,大生地三两,淮牛膝一两,大麦冬三两,丹皮炭二两,阿胶珠三两,棕榈炭一两。

用法:各药研细末,炼蜜为丸,如桐子大。每服一钱至二钱,早晚各服一次,开水送下。

【审查意见】此方有清热止血之效,可用。但于肺出血症,宜加浮石、牡蛎等。

5. 唾血

（1）唾血神效方

主治：唾血。

组成：麦研草一小把（南方麦地有之），真阿胶二钱，大枣三个，藕节三个。

用法：童便引，煎好药后，冲童便服即妥。

【审查意见】此方麦研草不详，其余配伍各药，皆系润肺止血专品，当属可用。但唾血之原因甚多，仍须详细诊察病情，分别论治方妥。

（2）唾血第一方

主治：肝火，肺热唾血

组成：鲜生地三钱，侧柏叶二钱，旱莲草钱半，血余灰八分（包），北沙参三钱，大麦冬钱半，干百合二钱，橘络钱半，紫菀一钱，石决明五钱，绿萼梅一钱，茜草根钱半。

用法：便溏，加白扁豆三钱，山药三钱。井水煎，临卧服。

【审查意见】有凉血、止血之效，但血多者，茜草宜炒炭用。

6. 咳嗽

（1）咳嗽第一方

主治：肺虚咳嗽。

组成：寸冬钱半，五味子一钱，百合一钱，甘草一钱，川贝三钱，前胡二钱。

用法：水煎，连服八九剂。

【审查意见】此方有补肺、止咳、降痰之功效。咳无感冒性者可用。

（2）咳嗽第二方

主治：治咳嗽。

组成：桔梗、荆芥、紫菀、白前、百部各钱半，甘草五分，陈皮七分。

用法：水煎，温服，微取汗。

【审查意见】此方有祛风、散寒、止嗽之功，应用于本症之初起有效。（系普明子原方。）

（3）咳嗽第三方

主治：肺经不清，咳嗽气喘，痰涎壅盛。

组成：川贝母（去心，切块）四两，广橘红二两，甘草、枇杷叶（去毛）各五钱。

用法：甘草、枇杷煎汤，去渣，纳前二味全煮。晒干研末备用，每用三钱，温汤空心下。

【审查意见】行气，化痰，降逆，止嗽有效。

（4）润肺膏

主治：久咳不愈，年老肺枯，服药不愈。

组成：核桃（去皮）三十个，莲子（去心）二两，百合（炙）二两，巴旦杏仁（去皮尖）二两，生花生（去皮）二两，梨（去皮，切片）二个，枇杷叶（去毛，布包）三十片，白蜜四两，姜汁一酒杯，冰糖二两。

用法：将枇杷叶用水四碗，煎去一半，去渣。再将核桃、莲子、花生、巴旦杏仁、梨、百合煮极烂，后加姜汁、白蜜、冰糖，和匀为妥。每日蒸食半茶杯。

【审查意见】润肺，清热，止嗽，消痰可用。

（5）甘遂厚朴汤

主治：咳嗽上气，喘，目如脱，痰稠，唾之不易。

组成：甘遂一钱，厚朴钱半。

用法：水一盏半，煎八分，空心服。

【审查意见】水煎服似嫌太峻，如研成细末，每服一分或二分较妥。

一、内科

（6）咳嗽第六方

主治：痰火咳嗽，吐痰，面鼻发红。

组成：青黛（水飞，晒干，研末）四钱，海蛤粉三钱。

用法：二味炼蜜为丸，如指头大，临睡口噙三丸。

【审查意见】此方有补肺、泻热、止嗽之功效，可用。

（7）咳嗽第七方

主治：咳嗽吐稀白痰涎。

组成：橘红二钱，杏仁二钱，桔梗钱半，茯苓三钱，炙草一钱，麻黄三分，干姜二分。

用法：水煎，饭后温服。

【审查意见】此方有散风却寒、降痰之功，风寒咳嗽可用。

（8）咳嗽第八方

主治：湿热咳嗽。

组成：南星、半夏各一两，白术一两五钱，橘皮一两，枳实五钱，前胡五钱。

用法：为细末，汤浸为丸，如梧子大。每服七十丸，食后生姜汤下。

【审查意见】本方有理气、却痰、止嗽之效，轻症可用。

（9）咳嗽第九方

主治：气血两虚之咳嗽。

组成：炒白果十个（研），白芥子三钱，苏子三钱，杏仁三钱，自归四钱，口芪三钱，枳实三钱，山楂三钱，陈皮二钱，砂仁二钱，炙草钱半。

用法：水煎服。

【审查意见】本方有补气、补血、消炎、止咳之功，但白芥子、苏子、杏仁、枳实、山楂用量太重，宜酌量减轻为妥。

编者按：有感冒性之咳嗽，本方不宜用。

（10）咳嗽第十方

主治：湿咳嗽。

组成：甘遂二钱，大戟二钱，白芥子三钱，干姜五分。

用法：共为细末，每服二分，白水送下，连服二次即愈矣。

【审查意见】本方有温中、化痰、行水之功，寒嗽有痰者宜之。

（11）立止咳嗽丸

主治：男妇远近虚劳咳嗽，痰壅，气喘，伤风受寒等。

组成：炙麻黄一钱，炒杏仁三钱，老黄皮二钱，川贝母二钱，川夏曲二钱。

用法：炼蜜为丸，每服三钱。

【审查意见】治伤寒感冒咳嗽则宜，若治虚劳则不宜。

（12）咳嗽第十二方

主治：风寒咳嗽

组成：荆芥二钱半，苏子二钱，制杏仁二钱，桂枝尖二钱，麻黄一钱，焦栀二钱，北夏二钱，前胡二钱，防风二钱，槟榔二钱半，枳实二钱半，覆花二钱（另包），甘草钱半，白萝卜一大片。

用法：水煎服。

【审查意见】此方有理气散寒之效。

（13）咳嗽第十三方

主治：有火受风，胸膈结滞咳嗽。

组成：荆芥三钱，陈皮三钱，香附四钱，乌药二钱，枳壳三钱，紫苏三钱，青皮三钱，山楂三钱，连翘四钱，知母三钱，花粉四钱，砂仁三钱，生草二钱。

用法：引加川独活一钱，苍术一钱，水煎服。

【审查意见】本方有祛风、散寒、通郁之功。但温燥品太多，寒症可用。

（14）梅梨杷霜散

主治：久咳嗽。

组成：梨（两重）一个，梅干五个，枇杷叶六枚（去毛，布包）。

用法：水煎服。

【加减法】风寒未散，加荆芥、防风、前胡、苏叶；暑热未消，加黄芩、连翘、霜桑叶、栀子；痰涎，加半夏、苍术、贝母；喘息，加杏仁、麻黄、厚朴。

【审查意见】消炎降逆，顺气生津，镇静有效，治慢性气管之炎较妥。

（15）咳嗽第十五方

主治：咳嗽

用法：芦根一味，配以红、白冰糖为引。

【审查意见】芦根一味，有泻热止呕之效，对于暑热之咳嗽或有效验。

（16）治痰火咳嗽方

主治：痰火咳嗽，吐黄痰。

组成：杏仁五钱（炒黄为止），贝母二钱，白冰糖二两。

用法：将上三味药，共为末，用水冲服，当茶饮之。

【审查意见】此止痰火咳嗽之通行方，可用。

（17）五汁肺丸

主治：咳痰带红，吐咯成块，色紫、色赤。

组成：雄猪肺一具（不落水，去筋膜），藕汁二盏，青甘蔗汁二盏，梨汁一盏，茅根汁一盏，白花百合汁一盏，白莲粉三两，薏仁粉一两五钱，粳米粉一两，川贝一两，白及粉五两，人乳一小碗。

用法：用五汁代水，将猪肺安内，沙罐内煮烂，滤去渣。再将肺之浓汁煎腻如胶，将余药及人乳拌捣为丸，晒。早晚两次，用淡盐汤送四钱。

【审查意见】猪肺治咳血乃近世之脏器疗法，滋液，补肺，清热有效。此宜于肺结核初期症也。

(18) 咳嗽第十八方

主治：咳嗽

组成：雪枣一枚（挖去心），川贝母三钱。

用法：饭锅蒸熟，食之。

【审查意见】民间通行方，化痰止嗽有效。

(19) 避冬寒咳嗽方

主治：冬寒咳嗽。

组成：鲜姜（去皮）四两，乌梅肉二两，冬虫夏草一两，蛤蚧二对。

用法：以上四宗共捣一处，用火焙干，为细面，蜜丸三钱重。早晚每服一丸，橘红水送下。

【审查意见】为肺气虚寒，预防冬季咳嗽之方，可资应用。

(20) 咳嗽方

主治：咳嗽。

组成：粟壳二钱半，良姜一钱，莱菔子钱半，广皮二钱，槟榔钱半，炙麻黄五分。

用法：水煎，空心服。

【审查意见】治嗽咳之通行方，虚弱冒风寒者可用。

(21) 咳嗽吐痰方

主治：咳嗽吐痰。

组成：陈皮三钱，麻黄一钱，款冬花三钱。

用法：水煎，温服。

【审查意见】风寒咳嗽当能有效，但麻黄用量太重，宜酌减至五分至二分为宜。

(22) 咳嗽痰血方

主治：咳嗽痰血。

组成：陈皮三钱，自夏三钱，川朴三钱，归尾三钱，桑皮三钱，丹皮五钱，赤芍二钱，酒生地五钱，地骨皮三钱，黑芥穗钱半，独活炭钱半，生草一钱。

用法：引加龙胆、草木通各一钱。

【审查意见】本方止咳，镇嗽，祛痰，收敛血管有效。

(23) 润肺膏（李善福）

主治：老人气虚咳嗽。

组成：梨儿四两（去皮，研末用汁），生姜一两（研末用汁），冰糖五钱，白蜂蜜八两，白萝卜三大片（研末用汁）。

用法：梨汁、姜汁、萝卜汁三汁合一处。共用新砂锅熬汁，以水不多为度，发成糊。加冰糖，再将药七味煎汁半茶盅，再一处熬之成膏。其七味药，即七爪红三钱，川贝母二钱半，制杏仁二钱半，枇杷叶二钱，祁粟壳二钱，紫苏二钱，枣儿槟榔三钱半，共合熬成膏。每日早晚服一酒盅，白水送服。

【审查意见】此方止嗽化痰确效。不凉不热，诚老人气虚圣方。

(24) 食痰咳嗽方

主治：食痰咳嗽方

组成：广皮二钱，半夏曲二钱，糖瓜蒌二钱半，前胡二钱，覆花二钱（另包），槟榔二钱半，焦三仙五钱，玉竹钱半，枳实片二钱，制杏仁二钱（研），紫苏二钱，桑白皮二钱，生草钱半。

用法：炒干姜为引。

【审查意见】消食，祛痰，镇咳有效，实症可用。

7. 哮喘

(1) 哮喘第一方

主治：气逆作喘，消化不良。

组成：大熟地三钱，五味子一钱，山萸肉三钱，生赭石三钱，灵磁石三钱，台党参五钱，川牛膝二钱，陈皮钱半，土沉香五分，焦三仙五钱。

用法：水煎服，可连服二剂，即效，三剂痊愈。

【审查意见】此方有镇逆止喘、顺气消食之功。

(2) 哮喘第二方

主治：喘症。

组成：苏子二钱，麻黄五分，款冬、桑白皮、半夏各三钱，杏仁钱半，甘草钱半，白果二十一枚（炒）。

用法：水煎，徐徐服。

【审查意见】此通行治喘方，有表证者可用。

(3) 哮喘第三方

主治：痰涎甚多，胸满气喘。

组成：苏子二钱，蒌皮三钱，法半夏二钱，川、浙贝各二钱，白芥子一钱，白附子五分，甜葶苈三钱，陈皮钱半，全当归三钱，大枣二个。

用法：水煎，温服。

【审查意见】此方消痰，顺气，定喘，可资应用。

(4) 哮喘第四方

主治：哮喘气短。

组成：枭鸟一个。

用法：焙干为细末，黄酒冲服三钱，服完必愈。

【审查意见】按：枭鸟对于哮喘气短是否有效，尚待研究。

(5) 哮喘应灵膏

主治：痰嗽，气喘，哮吼。

组成：当归三钱，白芷四钱，连翘四钱，川乌三钱，草乌三钱，木鳖子四钱，白及三钱，官桂四钱，云苓三钱，赤芍四钱，白薇四钱，牙皂二钱半，乌药三钱，桑枝、枣枝、桃枝、柳枝、槐枝各二钱半。

用法：用麻油一斤半，浸药一宿，熬焦去渣。入飞黄丹半斤，急以槐柳枝搅至滴水成珠，下乳香、没药各二钱，收膏，摊贴于肺俞、风门等穴，日久其病可以除根。

【审查意见】有镇咳、止嗽、定喘、顺气之功用。

(6) 哮喘第六方

主治：老幼气喘，痰声辘辘，日夜不息。

组成：夜蝙蝠一个。

用法：将蝙蝠用铁丝钩其翼，吊在火烟筒内，到白天将头取出，研细。每日早晚，大人服六分，小孩服三分，老年者服八分，用童便为引。

【审查意见】蝙蝠治喘，是否确效，尚待试验。但有谓能断产，久服亦能致人死者，用时注意。

(7) 哮喘第七方

主治：哮喘。

组成：羊肺一具，代赭石末五钱，旋覆花末五钱，麻黄二钱，杏仁三钱，五味子三钱，落水沉香三钱半，胆南星五钱，姜汁炒半夏五钱。

用法：先将各药研末，和匀，然后将羊肺割开七个窟窿，把药末填满各窟窿，用麦面包好，加火煨干，研末，收贮备用。每早晚空心服，每服三钱，以姜或黄酒汤送下，一料服完即愈，轻者半料。

【审查意见】定喘镇逆，补肺顺气。胸部迫闷，发喘者可用。

(8) 哮喘神效散

主治：哮喘。

组成：海螵蛸一两（焙），桑白皮五钱，红砂糖一两五钱。

用法：研末和匀，每服五钱，小儿减半。空心服，白水下。

【审查意见】清肺敛气，虚症可用。

(四) 消化器病

1. 消化不良

(1) 宽胸开膈丸

主治：老少胸膈不利，胃口不开，食不运化等症。

组成：焦东山楂二两，炒神曲一两，炒麦芽一两，槟榔一两，炒枳实一两，九蒸熟川大黄五钱，屈臣氏花塔饼三个，云苓一两，二丑钱半（炒），白桔梗一两，大甘草五钱，炒莱菔子五钱。

用法：共为细末，炼蜜为丸，每丸重二钱，早晚空心，开水送下。大人只服二丸，十岁上下只服一丸，五岁上下只服半丸，一二岁不可服。

【审查意见】食积停滞，消化不良者可用。

(2) 消化不良第二方

主治：夏郁气滞，不思食，身体日渐瘦。

组成：香附四钱，苍术二钱，栀子二钱，神曲二钱，川郁金三钱，石菖蒲三钱。

用法：水煎服。

【审查意见】六郁汤加减，有行气健胃之功，可用。

(3) 消化不良第三方

主治：寒结于胸，饮食不化。

用法：巴豆、飞面各等分，同捣烂为饼。掩胸口，贴肉衬薄纸一层（防巴豆油近肉起泡）。

【审查意见】此与西医用芥子泥之功用相同，有效。

（4）消化不良第四方

主治：脾胃虚弱、不能消化症。

组成：紫苏钱半，鸡内金二钱，土炒陈皮二钱，土炒苍术钱半，薏米一钱，胡黄连八分，焦山楂二钱，炒谷芽二钱，炒神曲钱半，焦麦芽二钱。

用法：以上各等分，丸、散、汤服均可。

【审查意见】有健脾、燥湿、消导之功。

（5）消化不良第五方

主治：脾胃虚弱，食欲不振。

组成：炒扁豆一两，白术一两，台参五钱，白茯苓一两，甘草五钱，莲子一两，桔梗一两，薏米一两，山药一两，砂仁五钱。

用法：共为细末，每服三钱（大人量），白糖水送下。若小儿用时，以白麦面八斤半蒸饼，焙干食之，每日勿过二两为度。

【审查意见】此系健胃平剂，适合主治之病，须持续服之，自能奏效。

（6）消化不良第六方

主治：脾胃无力，盐酸过多，及消化不良症；脉象虚散，腹中有块，胸中似有虫行，异常烦躁，不思饮食，呃逆喜食冷，食后觉舒。

组成：川朴花钱半，玫瑰花钱半，生谷芽二钱，生麦芽二钱，于术三钱，陈皮炭三钱，生内金三钱，半夏曲三钱，霞天曲三钱，杏仁二钱，佩兰叶三钱，干薤白二钱，姜竹茹二钱，旋覆花钱半，代赭石二钱，丹参三钱（蜜炒），大砂仁一钱。

用法：水煎，空心服。

【审查意见】此方有中和胃酸及助胃蠕动之功，可用。

（7）加味平胃散

主治：胃中不舒，消化不良。

组成：梅苍术三钱，川朴根钱半，广皮钱半，粉草一钱，焦山楂三钱，白蔻仁一钱，炒芸曲二钱，炒枳实三钱，生姜三片。

【审查意见】此方有祛湿、消食、散寒之功，可用。

（8）加味建中汤

主治：脾胃虚寒，色黄声细，脉微弱无力。

组成：桂枝尖二钱，生白芍三钱，粉草钱半，生芪三钱，白蔻仁一钱，干姜二钱，焦山楂三钱，饴糖三钱。

【审查意见】此系古方加减，有健脾温胃之功，虚寒症可用。

（9）健胃清热汤

组成：台参、焦术、云苓、炙草、神曲、麦芽、山楂、厚朴、陈皮。

用法：上药水三碗，煎一碗温服，用量随症制宜。

【审查意见】此方有益气、健胃、消导之功，应用于虚症之消化不良有效，但少清热药，宜酌量加之为宜。

2. 呕吐

（1）呕吐第一方

主治：呕吐。

组成：小麻子一把（炒焦），玉麦一把（炒焦），干蒸馍一块。

用法：火焙干，共捣碎，研粗末，开水冲服。

【审查意见】此系民间验方，轻度呕吐，不发热者可用。

（2）呕吐第二方

主治：呕吐、吞酸、反胃、干呕、胸满上逆以及妊妇恶阻等症。

组成：黄连四分，紫苏叶三分，灶心土三分，生姜二钱，生赭石三钱。

用法：先将黄连、苏叶、赭石研细末，再取灶心土、生姜煎汤调药末，频频服之。忌食甜味、油腻之物。

【审查意见】镇呕专剂，可用。

（3）温化汤

主治：胃寒食谷欲呕，以及头痛如破者。

组成：盐炒吴茱萸二钱半，人参钱半，大枣五个（去核），生姜五钱。

用法：上药以水三碗，煎一碗温服。

【审查意见】此方利用辛热化寒，甘温润燥，麻烈复能麻醉神经，制止疼痛，对于寒厥、呕吐、头痛剧烈者，可资应用。

（4）呕吐第四方

主治：房劳过度以致阳虚，暮食朝吐之症。

组成：鹿茸一钱，附子三钱，干姜三钱，云故纸二钱，枸杞子三钱，油桂楠钱半，高丽参三钱，炒于术三钱，茯苓三钱，炙草钱半，白蔻仁二钱，母丁香二钱，油朴根钱半，广皮二钱，蜜半夏三钱，鲜姜三片。

用法：大枣三枚（去核）为引。三剂则轻，六剂好，九剂则愈。忌生冷、房事一年余。

【审查意见】阴寒症可用。

（5）呕吐第五方

主治：久食生冷，朝食暮吐。

组成：附子三钱，干姜二钱，蔻仁二钱半，炒于术三钱，茯苓三钱，半夏三钱，广皮钱半，紫油朴钱半，炒故纸二钱半，公丁香二钱半，炙草钱半，广木香一钱，土沉香五分，生姜三片，大枣三枚（去核）。

用法：水煎服。三剂轻，六剂则好，九剂痊愈。

【审查意见】此方有温中散寒之功，虚寒症可用。

（6）平逆散

主治：肝郁、胃逆、时欲呕吐、食少痰多。

组成：白玉兰一两，姜制半夏三两，沉香三两，文蛤三两，紫玫瑰一两，酒制大黄三钱，二贤散一两。

用法：上药碾细末如霜，沉香烘，生刮、生研，白玉兰、紫玫瑰均须生研；其不可研时，略烘脆。每服一钱八分（旧戥），卧时淡姜汤送下。

按：二贤散系用橘红一斤，甘草、青盐花各四两，水五碗煎干，焙研为末。

【审查意见】降气，解郁，化痰可用。

（7）呕吐第七方

主治：食入反出。

组成：川贝母钱半，沙参三钱，丹参二钱，郁金五分，干荷蒂五个，砂仁壳四分，杵头糠三钱，云茯苓钱半，菖蒲四分。

用法：水煎服。

【审查意见】清热疏滞，可资应用。

3. 噎症

（1）五噎翻胃汤

主治：食而不下，下则吐出。

组成：广藿香二钱，醋炒香附二钱，醋杭芍三钱，茄南香二钱，野生芪二钱，西洋参二钱半，炙草二钱，车前子二钱，建泽泻二钱。

用法：水煎，连服二剂后，去茄楠香，加盔沉香三钱，重加醋香附一钱，醋杭芍一钱，又连服二剂即愈。

【审查意见】气虚呕吐，此方有效，治噎膈恐无济于事。

（2）噎症第二方

主治：噎症初得。

治法：每天早晨用炒黑豆一撮，研末，开水送下，对月即愈。

【审查意见】按黑豆有滋养及解毒之功，噎症用之，是否确效，尚待研究。

（3）噎症第三方

主治：一切噎症，气不降，食不下等症。

组成：京三棱、莪术、枳实、枳壳、陈皮、青皮、川军、槟榔各二钱。

用法：以上八味，共为细面，每次用药面三钱，以砂锅将陈醋滚起，略少捏白面成丸，醋引送下，惟饭后服药方为宜。丸药如不能下咽，可研药为面三钱，用陈醋滚起，缓缓饮之。势必大便次数增加，愈多愈好。禁忌烟、酒半月，凡发物须忌。白天如身体过弱者，减服一钱，慎之慎之。

【审查意见】此方有破气、通便、消滞之功，实症可用。

（4）噎症第四方

主治：噎膈。

组成：焦术二钱，炒青皮钱半，莪术（醋炒）二钱，白蔻仁钱半，制桃仁二钱，茯苓二钱，桂心钱半，茄楠沉一钱，荜澄茄钱半，红豆蔻三钱，半夏曲二钱，糠皮一钱。

用法：水煎服。若年龄过四十岁者，可加台党参二钱，炒杏仁钱半。

【审查意见】有降逆、行气之功，实症可用，虚症不宜。

(5) 噎症第五方

主治：噎膈。

组成：落水沉香钱半，青黛钱半，白硼砂二钱，儿茶三钱，真麝香六厘。

用法：将前药共为细末，收贮听用。早晚空心服，每服二钱，以白薇、葡萄汁送下，服一料或二料即愈。

【审查意见】本方有消炎、沉降作用，治噎膈初起，食之不下，可资试用。

(6) 噎症第六方

主治：专治因酒兼气所致之噎食症。

组成：葛花三钱，真九地一两，制山萸三钱，炒山药二钱，油朴根一钱，炒枳壳三钱，丹皮三钱，茯苓三钱，泽泻二钱，土沉香一钱，寸冬三钱，生白芍五钱，青皮钱半，粉草钱半。

用法：水煎，空心服。一剂见轻，二剂即愈。

【审查意见】按：噎膈为最难治之症，方书之方多不见效，共言有效者，殆邪热上郁，食道偶尔肿胀；或胃气上逆、碍食难下；此非噎症。故本方治因酒兼气上逆，胃中停滞，消化不良者，尚可应用。

(7) 气噎神效汤

主治：因气忧思以致噎食之症。

组成：柴胡钱半，生白芍五钱，真九地一两，制山萸三钱，茯苓三钱，丹皮三钱，泽泻二钱，炒枳壳三钱，青皮二钱，土沉香钱半，玄参五钱，油朴根一钱，苏根钱半，粉草钱半。

用法：水煎，空心服。二剂轻，四剂、六剂痊愈。

【审查意见】噎膈症即近来之食道癌及胃癌，中西医学向无善法。此方所以治噎症有效者，即因气逆上冲，食道偶尔肿胀，碍食难下，非癌症之噎膈，亦可一概治愈也。

（8）噎症第八方

主治：噎症反胃

组成：猪肚一个，蛤蟆二个。

用法：焙干，共研细末，黄酒送下。每服二钱，空心服完，必愈。

【审查意见】本方是否有效，姑存待试。惟胃寒噎症，可备应用。

4. 呃逆

（1）呃逆一笑散

主治：呃逆。

组成：姜制半夏二钱，姜朴五分，杏仁泥钱半，砂仁与枳壳同炒（用布包）二钱，赭石（用桂枝末五分同炒，用布包）二钱，柿蒂七个。

用法：水煎服，连服三四剂而愈，空心服。

【审查意见】本方有理气镇逆之效，可用。

（2）呃逆第二方

主治：呃逆，胃脘不舒。

组成：炒萸连一钱半，砂仁二钱（同炒，用布包），代赭石二钱半，桂枝末三分（同炒，用布包），旋覆花二钱半，桂枝末三分（同炒，用布包），姜朴一钱，枳壳二钱，采芸曲三钱，白茯苓三钱，醋制香附二钱，柿蒂七个（炒焦），半夏三钱，佩兰叶二钱，藿香根二钱，茄南沉香八分。

用法：上药煎好，加竹沥、姜汁些许，搅匀，连服四五剂即愈。

【审查意见】有镇逆、下气、解郁、祛湿之功效，可备应用。

(3) 呃逆第三方

主治：伤寒呃逆与痢症呃逆。

组成：木炭五钱（为细末），柿蒂三钱。

用法：煎汤送下，食后服。

【审查意见】木炭有吸着毒质之作用，柿蒂为降逆止呃之专药，合治伤寒（肠实扶斯）痢疾之呃逆，甚为合理，可资取用。

(4) 呃逆第四方

主治：呃逆。

组成：川黄连二钱，竹茹三钱，砂仁钱半，沉香五分，半夏三钱，枳壳二钱，苏子一钱，广陈皮二钱，白茯苓三钱，柿蒂七个（炒黑）。

用法：上药煎好时，加竹沥膏一瓶，姜汁一匙。

【审查意见】此方有行气、降逆、止呃之效，可用。

5. 胃火

(1) 胃火第一方

主治：津亏、液乏，口干发渴，胃有虚火。

组成：盐梅肉二两，麦冬（去心）五钱，沙参五钱，柿霜一两，白糖霜一两，西洋参五钱。

用法：研末，同梅肉、柿霜、白糖共捣为丸，如绿豆大，含口中，生津止渴，极妙。

【审查意见】此方有生津、止渴、滋液、降火之效，可用。

(2) 胃火第二方

主治：气血两虚、胃火炽盛、唇干、口渴、发热、便赤。

组成：淡竹叶三钱，生地黄二钱，生黄芪二钱，麦冬二钱，当归二钱，白芍钱半，黄芩钱半，芦根三钱，沙参二钱，石膏二钱，西洋参一钱，花粉三钱。

用法：水煎，饭前服。

【审查意见】滋阴，降火，止渴，利尿有效。

6. 胃痛

（1）肝胃二气丹

主治：肝逆犯胃，脘胁作痛，呕吐酸水，食不得入，留膈湿郁。

组成：醋煅赭石八两，煅石决明八两，煅瓦楞子八两，路路通八两，旋覆花四两（泡），新绛二两，乌药二两，青葱管一把（以上八味，煎浓汁听用）。（前药）

淡附子一两，吴萸一两，玄胡索一两，五灵脂一两，蒲公英一两，佛手柑一两，当归二两，制香附一两五钱，炙草五钱，沉香一两五钱，公丁香一两，木香一两五钱，砂仁一两五钱，川连一两五钱，麝香五分。（后药）

用法：以上各味各取净末，照方法制。将后药为末，和匀，以前药汁搅入，量加曲，糊为丸，每丸重一钱五分，阴干，辰砂为衣，白醋封固。每服一丸，重者二丸。

【审查意见】平肝，和胃，宣络，行气可用。

（2）胃痛第二方

主治：胃气痛。

组成：猪胆汁一个，香附子三钱。

用法：香附以胆汁炒，研细末，以蜜为丸，分三次，食前开水服。

【审查意见】有镇静胃神经之功用，可备应用。

（3）胃痛第三方

主治：胃气痛。

组成：延胡索一钱五分，草果仁一钱，高良姜一钱五分，炒白芍二钱。

用法：上药煎汤服下，二三次自愈。

【审查意见】有破气、镇痛之功用，惟良姜用量太重，宜减去三分之二方妥。

（4）丁氏定痛丸

主治：神经性胃痛（俗名肝胃气痛），胸闷脘痛，食入作胀，女子月经不调，甚则四肢厥冷，呕吐清水，痛甚而厥。

组成：制香附三钱，乳香、没药各六钱，血竭一钱，烟膏三钱。

用法：各研粉末，以红枣肉捣糊，调药为丸，如绿豆大，朱砂为衣。每服五粒，以鲜佛手一张，泡汁送下。

【审查意见】此方所用药品均为镇静神经之良品，与西医吗啡针之功用仿佛。因本方有烟膏故也，服后定可止痛，但不可久服；仍须以其他流动食品，缓缓保养之，如此既久，方可除根矣。

（5）胃痛第五方

主治：胃气痛。

组成：延胡索二钱，杭芍二钱，炒萸、连各一钱，香附子二钱，乌药二钱，草果仁一钱，良姜一钱。

用法：水煎，连服三剂即愈。

【审查意见】此方有调气、散寒、祛湿之功，可备应用。

（6）胃痛第六方

主治：胃脘痛之有宿食积滞者。

组成：陈香橼四钱，文蛤一两半（煅），川郁金二钱，白玉兰三钱，沉香二钱，紫玫瑰四钱，槟榔二钱半，白芍三钱。

用法：研末如霜，每服一钱，姜汤下。

【审查意见】由消化不良以致胃脘闷痛者，此方有行气运食之功，可用。

（7）止痛丸

主治：胃脘痛有因虫蛀、血瘀者。

组成：茅苍术二两（蒸），干姜一两（泡），蒌仁一两，乌梅二两（炒），制半夏二两，木香五钱，杏仁一两，丁香三钱，五灵脂一两，乳香五钱（炙），甘草五钱，小青皮五钱。

用法：上药研末，干姜泡研，生甘草生研，炼蜜为丸，每丸重一钱，辰砂为衣。每用一丸，淡姜汤下。

【审查意见】有行气、开郁、和胃、健脾、杀虫之功，可用。

（8）胃痛第八方

主治：胸膈不利、胃痛。

组成：辽参钱半，白术三钱，云苓二钱，香附三钱，广砂仁八分，苍术二钱，川厚朴二钱，广皮钱半，白蔻仁五分，木香钱半，炙草钱半。

用法：姜枣煎服。

【审查意见】此方有利膈、健胃、祛湿、顺气之效，脾虚气弱者可用。

（9）芍药甘草官桂汤

主治：心痛。

组成：芍药三钱（酒炒），甘草二钱，官桂一钱。

用法：水一盅，煎半盅，空心温服。

【审查意见】胃寒作痛，虚症可用。

（10）胃痛第十方

主治：九种心疼。

组成：五灵脂三钱，酒大黄一钱，真沉香五分，干姜一钱，碎砂仁一钱，桃仁泥三钱，赤芍二钱，炙草一钱。

用法：煎服，饭前服之。

【审查意见】此方行气活血，调胃通下，镇痛有效，实症者宜之。

(11) 胃痛第十一方

主治：寒气攻心，卒疼难忍，或瘀血刺痛。

组成：沉香、干姜、良姜、桂心各五钱，五灵脂、香附、白蔻、乌药各六钱，玄胡索、甘草各五钱。

用法：蜜丸弹子大，每服一丸，姜汤或白水送下。

【审查意见】沉香、砂仁调中行气；干姜、良姜、白蔻开胃消食；桂心、玄胡索活血顺气。故对于胃酸过多，吞酸嘈杂，胃痛宜之。

(12) 胃痛第十二方

主治：心头痛欲死。

组成：良姜、厚朴（姜汁炒）、灵脂、香附子各等分。

用法：上为末，每服一钱，醋汤下。

【审查意见】素有胃病之人，寒气上冲，贲门刺痛者可用。

(13) 胃痛第十三方

主治：男女心口疼痛。

组成：大黄、巴豆霜、蓖麻仁各等分。

用法：为末，蜜丸如黄豆大，每服二三丸，白水送下。

【审查意见】本方治肠胃积聚疼痛者宜用，但虚弱者忌服。

7. 胁痛

(1) 胁痛第一方

主治：胸胁气痛。

组成：瓜蒌三钱，薤白钱半，当归三钱，乌药二钱，苏木钱半。

用法：白酒少许为引，水煎，空心服。

【审查意见】此方有活血、行气之功，可用。

8. 吐血

（1）吐血第一方

主治：男女吐血，衄血。

组成：怀生地一两，自归五钱，汉三七三钱（研为细面）。

用法：先将前二味药煎好，每日早晚冲服三七面一次，禁忌辛辣、烧酒、猪肉等物。

【审查意见】此方补血，凉血，止血，对于血热妄行有效。

（2）吐血第二方

主治：吐血。

组成：藕节二两，茅根五钱，黄芩炭二钱。

用法：食后服，忌生冷。

【审查意见】胃热吐血，此方可用。

（3）吐血第三方

主治：吐血。

组成：犀角二钱，生地三钱，丹皮二钱，赤芍一钱，栀子二钱，泽泻钱半，槐花二钱，枳壳一钱。

用法：水煎服。

【审查意见】此方治血分积热，或郁怒气逆之吐血，色带暗紫鲜红者，宜之。盖以犀角、生地凉血清热；丹皮、栀子、槐花清热止血；赤芍、泽泻、枳壳利便活血，为治吐血之良方。

（4）三黑神效饮

主治：吐血。

组成：炒黑丹皮钱半，焦栀仁七分，炒黑蒲黄钱半，酒生地一钱，川贝母一钱。

用法：鲜藕汁、童便煎服二剂。

【审查意见】清凉解热，收缩血管有效。

（5）吐血第五方

主治：满口吐血。

组成：真犀角钱半，酒生地三钱半，酒川连二钱半，黄芩三钱，川大黄三钱，柴胡三钱，川黄柏二钱半，天门冬钱半，川牛膝二钱，宣木瓜二钱。

用法：水煎服。

【审查意见】有凉血、止血之功，实热证可用。

（6）吐血第六方

主治：吐血。

组成：姜半夏三钱，白芍三钱，五味子五粒，丹皮二钱，洋参一钱，寸冬三钱，白茅根三钱，茯神三钱，白术二钱，牡蛎一钱，炮姜五分，甘草钱半。

用法：水煎服。

【审查意见】此方乃收敛补气、凉血健胃、祛痰之剂，吐血症兼消化不良者可用。

（7）吐血第七方

主治：吐血。

治法：急用白矾水调白及面冲服，当可止住。善后当用妥善药剂调理为要。

【审查意见】有收敛血管、凝集血液之功。惟白矾内服，最易害胃，消化不良者，尚须慎用。

（8）吐血第八方

主治：吐血、唾血、便血、溺血、牙龈血。

组成：大石柱参三钱，辽沙参二钱半，生地炭二钱半，蒸馍（烧焦）二钱。

一、内科

用法：吐血、唾血，夏天，加麦冬二钱，水煎，食后凉服；秋、冬、春季，去麦冬，连服三四剂即愈。便血，用大黄二钱为引，空心凉服一二剂可愈。溺血，用辰砂一分，台乌药一钱，空心服，四五剂可愈。牙龂出血，用羚羊丝三分为引，食后凉服。

【审查意见】石柱参、沙参补气生津；生地炭、蒸馍炭凉血止血；加麦冬以解热化痰；大黄以清肠火；辰砂、乌药以顺气清热；羚羊以凉血。此亦治血之通行方，可备应用。

（9）吐血第九方

主治：吐血。

组成：汉三七、藕节（炒）各等分。

用法：共研末，蜜为丸，如桐子大，每服二钱，日二次。

【审查意见】止血，凉血，清热有效。

（10）鸭血饮

主治：吐血。

组成：白毛鲜鸭血一杯。

用法：以沸热黄酒冲之，频频搅匀，加食盐少许，俟温饮之。数服即奏效。

【审查意见】按：鸭血有止血、清热并补助血液之效；更用黄酒以活血；食盐以止血。故治吐血亦属良剂。

（11）止血丹

主治：吐血冲逆不已者。

组成：黑驴皮胶（蛤粉炒）二两，百草霜一两，白及（炒炭）四两，炙甘草六钱，桑白皮一两（炙），血余炭六钱，侧柏炭一两，三七参一两，蒲黄一两（蜜炙），川大黄一两，紫丹参一两，艾绒六钱（陈九年者）。

用法：上药研细晒贮，每服二钱，童便调服。或茅根煎汤送，或加琼玉膏同服。

【审查意见】此乃止血专剂，吐血症可用。

(12) 吐血第十二方

主治：非外伤性出血与外伤性出血。

①组成：白茅根一钱，藕节二节，侧柏叶一钱，发灰一撮，棕炭一钱，生地钱半，大黄钱半，槐花炭一钱，童便三盅。

用法：水煎服。若出血时属热者，其血必鲜红而势奔迫，口渴，舌苔绛、或燥黄，大便燥闭，脉洪数滑大，如鼻膜、齿龈、喉头、胃部等出血，宜服此方以清凉剂止之。

②组成：伏龙肝一钱，乌贼骨炭一钱，别直参一钱。

用法：水煎服。若素体虚赢患失血，其血必不甚红，其行濡濡，面白，头晕，目花，舌苔白，不渴则宜用此方以温涩剂止之。

以上二方用于非外伤性出血。

③组成：桂圆核（炒）。

用法：研末极细，涂于伤口。

④组成：朱砂一钱二分，麝香一分二厘，冰片一分二厘，乳香一钱三分，没药钱半，血竭二钱，儿茶一钱四分，红花钱半。

用法：共研细末，若伤重者，每服二钱，轻者七厘。以温水或温酒冲服。

上二方则专用于外伤性出血。

【审查意见】一方有凉血、止血之效，对于内伤出血属热证者宜之。二方温涩之剂，内伤出血、体质虚弱者宜之。三方对于外伤破口敷之，有止血之效。四方有活血逐瘀之效，外伤出血初得者宜之。

一、内科

(13) 吐血第十三方

主治：男女吐血不止。

组成：西洋参二钱，三七参二钱，阿胶二钱，白术二钱，白芍三钱，当归三钱，地榆炭二钱，炒芥穗三钱，生地炭三钱，焦黄芩二钱，丹皮二钱，吴萸三分，甘草一钱，百草霜一钱。

用法：水三茶碗，煎成一茶碗，空心服。

【审查意见】本方有清热活血、收缩血管、凝集血液之功，用以止血，奏效必捷。

9. 腹痛

(1) 开胸养元丸

主治：食积腹痛。

组成：橘红皮二两，制半夏一两，云茯苓四两，白洋参三两，泡扁豆二两，炒神曲二两，海沉香二两，炒麦芽二两五钱，白建莲二两，白蔻仁三两，山楂片一斤，炒薏仁四两，炙甘草一两，软大米六两，炒山药二两。

用法：上为细末，炼蜜为丸，每丸重二钱。每服一丸，姜汤下。

【审查意见】健胃消积专剂，有效。

(2) 腹痛第二方

主治：腹疼。

组成：吴茱萸三钱，广木香八分，杭白芍四钱，西小茴三钱。

用法：水煎服。

【审查意见】寒气凝滞之腹疼可用。

(3) 腹痛第三方

主治：腹疼，鼻血，数日绝食。

组成：丹参四钱，白檀香一钱，砂仁一钱，玄胡索一钱,川楝子二钱,白芍二钱,莪术一钱,祁艾一钱,白头翁二钱,秦皮二钱,黄连一钱,黄柏一钱。

用法:水煎服。

【审查意见】有调气疏滞、活血凉血之效,可用。

(4) 定痛膏

主治:腹痛。不论长幼肚腹疼痛,喜按恶寒。或素有寒气,或感伤水泻,脉象有时呈迟象,或如常者。

组成:白胡椒一钱,肉桂一钱,麝香一分,香附一钱。

用法:上药各另研,每用少许,置脐内,外以膏药封之,封好再以热物熨之,或卧于热炕亦可。移时若转矢气者,知有效也。如系拒按、面赤、便实、卧不安者,忌。

【审查意见】有散寒、止痛、透窍之效,可用。

(5) 腹痛第五方

主治:阴证腹痛。

治法:内服行军散二分,外用艾绒裹麝香灸脐中。

【审查意见】有行气散寒之效。

(6) 腹痛第六方

主治:腹痛

组成:焦术、芍药。

用法:水煎服。(或用厚朴亦佳。)

【审查意见】此方有健胃及缓解疼痛之作用,可备应用。

(7) 腹痛第七方

主治:心腹诸痛,服药不效者(一剂如神),胁痛里急者,兼治妇人产后腹中疼痛等症。

组成:当归七钱半,生姜一两二钱,羊肉四两。

用法:水煎服。

加减法:寒多,加生姜五钱;痛甚而呕者,加青皮五钱,焦术二钱半。

【审查意见】此《金匮》原方，补血，活血，温中散寒，羊肉又能兼补形气，应用于虚寒心腹疼痛者有效。

（8）腹痛第八方

主治：心胃脘疼及腹痛喜按者。

组成：黄芪一两，当归三钱，肉桂钱半。

用法：水煎服。

【审查意见】按：腹痛喜按，属虚寒者为多。该方补益气血，温散寒邪，当属可用。

（9）腹痛第九方

主治：右胁痛，胀满不食及腹痛等症。

组成：片姜黄、枳壳、桂心各三钱，炙草二钱。

用法：姜汤下。

【审查意见】此方有温中化滞之功，应用于寒气凝滞、气体充满者，有效。若加以陈皮炭、干姜炭等吸收气体之品，功效更捷。

（10）腹痛第十方

主治：心口痛及腹痛等症。

组成：百合一两，乌药三钱。

用法：水煎服。

【审查意见】润燥舒气虚证有效。

（11）腹痛第十一方

主治：心胸痛并妇人瘀血疼。

组成：赤丹参一两，白檀香钱半，砂仁钱半。

用法：水煎服。

【审查意见】此方有理血、行瘀、散寒之功，可备应用。

（12）腹痛第十二方

主治：火滞心胃疼。

组成：白芍一两，当归三钱，栀子三钱（炒），广皮一钱，甘草八分，槟榔钱半。

用法：上药水煎服。

【审查意见】此方有清热、滋液、消化食滞之功，应用于停滞宿食、胃火作痛者，尚能有效，可备用。

(13) 腹痛第十三方

主治：寒滞肚腹疼痛。

组成：当归一两，焦术三钱，苍术三钱，肉桂二钱，良姜二钱，豆腐钱半。

用法：上药水煎服。

【审查意见】此方补血，健胃，燥湿，温中散寒，对症可用。

(14) 化寒止痛汤

主治：肚腹寒滞疼痛。

组成：良姜二两，吴茱萸四两，胡椒一两。

用法：共研细末，每服二钱，酒冲下。

【审查意见】此方功专温中散寒，适于暂时腹中寒滞疼痛之用。若系慢性者，仍须详细消息病情，酌量增损，或另予以对症药剂，方可。

10. 脐痛

(1) 狗皮暖脐膏

主治：受寒脐痛。

组成：乳香、木鳖子各五钱，桃仁四十九粒，杏仁四十九粒，柳枝四十九寸，没药五钱。

用法：用香油七两，先将桃仁、柳枝、木鳖子、杏仁、没药入油内煎焦，去渣，下黄丹三两熬膏，用柳枝不住手搅，以滴水成珠为度；后下乳香，加麝香一分和匀。每狗皮一块，敷膏五钱贴患处，病轻者一张，病重者二张，即愈。

【审查意见】此方功专镇痛行瘀，对于郁血性之脐痛可用。若用于原方主治病症，似少散寒温暖之药，宜酌量加入方妥。

（2）脐痛第二方

主治：脐上下左右痛。

组成：当归三钱，川芎三钱，白芍三钱，五灵脂二钱，玄胡索二钱，广木香二钱，青皮二钱，柴胡二钱，桂枝二钱，炙草钱半。

用法：水煎，温服，两剂即愈。

【审查意见】此方对于妇人寒滞经闭腹痛，有活血通经、行瘀散寒之效。

11. 泄泻

（1）泄泻第一方

主治：腹寒水泻。

组成：焦白术一两，车前子三钱（布包），炮姜钱半。

用法：水煎，温服。

【审查意见】有健脾利水之效，腹寒水泻，用之尚无不可。

（2）泄泻第二方

主治：五更泻。

组成：椿根皮。

用法：阳证用阴面，阴证用阳面，空心服五六钱。

【审查意见】此方治肠神经收缩力减弱及括约肌弛缓，有涩肠燥湿及助肠神经蠕动之功效，可用。

（3）伏龙肝汤

主治：鹜溏如水泄泻症。

组成：伏龙肝一两，久泻可加山药、野术各一两。

用法：水煎，温服，轻病一二服即愈；重症及久病，以多服为妙。

【审查意见】伏龙肝有收敛涩肠之效；山药、野术有助脾固肠之功。故于慢性肠炎、内无停滞者，可用。

（4）泄泻第四方

主治：阴证腹痛如绞，上吐下泻。

组成：台麝香、倭硫黄、上瑶桂各等分。

用法：研末，各用一分，葱白捣烂，置脐上，并以膏药盖定。

【审查意见】腹痛泄泻不发热者，有效。

（5）泄泻第五方

主治：大便稀溏滑泻，日久不痊。

组成：真怀山药一两，土炒于白术五钱，云白茯苓五钱。

用法：研末，过箩备用，每用三钱至五钱，白汤温调服之。

【审查意见】有健脾利水之效，无停滞者可用。

（6）泄泻第六方

主治：水泻。

组成：生杭芍二钱，茯苓三钱，泽泻二钱，生扁豆三钱，滑石三钱，生鸡内金二钱，藿香梗一钱，生甘草一钱，砂仁一钱。

用法：水煎，温服。

【审查意见】此方有利湿、健胃、温化之效，若再加苍术、陈皮，功效更捷。

12. 便秘

（1）便秘第一方

主治：实热证大便秘结。

组成：猪苦胆一个。

用法：用猪苦胆一个，内少加醋，以三寸许竹管，一头接苦胆，一头入肛门，以手捏苦胆将汁送入肛门内，引粪出肠，通热气下，即愈。

【审查意见】此《伤寒论》猪胆导法。大便秘结，因直肠干燥者可用。惟原书云用"大猪胆一枚，泻汁和少许法醋"，此方直接入醋于胆，未言泻汁，似有缺陷，宜补入为是。再以竹管插入肛门，难免刺激黏膜之痛苦，宜预先以香油涂之，管端棱角亦须设法刮剔，或另以其他完善之物代之尤妙。总以避免摩擦刺激为要义耳。

（2）便秘第二方

主治：二便不通，气水结症。

组成：川军三钱，滑石三钱，大皂角二钱。

用法：水煎服。

【审查意见】有通利二便之功，症单纯者可用。

（3）便秘第三方

主治：大便不通。

组成：皂角。

用法：煨成炭，米汤汁送下。

【审查意见】皂角有刺激肠黏膜之作用，对于肠蠕动弛缓之便秘症，当能有效。

（4）便秘第四方

主治：老人便秘或大病之后津枯便秘，生产之后血虚便秘等症。

组成：火麻仁三钱，当归二钱，肉苁蓉二钱，川牛膝五分，黑玄参二钱，郁李仁二钱，陈皮钱半，槟榔三分，白蜜五钱。

用法：煎汤，空心服之。

【审查意见】滋肠，润肠有效，血虚体弱者宜之。

（5）榆白皮散

主治：大小便不通及淋症。

组成：榆白皮末半斤。

用法：用滚水调如糊，煮熟温服。

【审查意见】有利窍、逐湿、除热、去滞之效，惟寒证不宜。

（6）熟地汤

主治：产后大便不通。

组成：熟地一两。

用法：将熟地煎好，一服即通。

【审查意见】熟地有润肠之功，虚弱便结者宜之。

13. 便血

（1）补血逐瘀汤

主治：粪前、粪后大便下血。

组成：大熟地一两，全当归七钱，炒白芍四钱，生地榆三钱，川黄连三钱，生草二钱，粉葛根三钱，柞木枝五钱，黑栀子三钱，真川军（蜜炙）一钱五分，槐花（蜜炙）二钱。

用法：每日一剂，水煎，空心温服。

【审查意见】此方有活血逐瘀、收敛血管之效，可备用。

（2）便血第二方

主治：便血。

组成：焦地榆三钱，焦芥穗钱半，炒蒲黄三钱，焦升麻五分。

用法：煎剂，空心服。

【审查意见】本方有止血升提之力，可用。

（3）便血第三方

主治：肠风下血。

组成：槐花炭五钱，炙芪三钱，旱莲花四钱，陈皮炭三钱，地榆炭二钱，厚朴一钱，当归二钱，乌梅肉三个，白术炭二钱，荆芥炭二钱，防风炭三钱。

用法：水煎服。

【审查意见】此方有清热止血、吸收碳酸瓦斯之效，对于便血症最宜。

（4）便血第四方

主治：大便血。

组成：鸦胆子二两（去皮）。

用法：拣成实者，每服三四十粒，逐渐加多，可加至百十粒，用白糖水送下。（勿服破仁，因味苦难下咽。）

【审查意见】鸦胆子（即苦参子），为热性赤痢之特效药，对本症若系血热所致者，本品有凉血解毒之功，亦能奏效。但不可不审病证，一概施治耳。

（5）便血第五方

主治：大便下血。

组成：升麻炭二钱，槐实炭五钱。

用法：第二服去升麻五分，加槐实炭一钱，水煎服。

【审查意见】此方有升提止血之效，便血症中气下陷者可用。

（6）便血第六方

主治：大便下血。

组成：椿皮、青茶、红花各五钱，生蜂蜜半盅。

用法：水三碗，煎至一碗，温服。

【审查意见】有涩肠、燥湿、清热之功。

（7）止血神效丸

主治：便血。

组成：椿根皮一两，地榆炭五钱，炒槐花五钱，自归尾一两，红花饼二钱，灯心炭五分。

用法：共研细面，水丸如桐子大，椿皮面为衣，临卧时用白水送下三钱。

【审查意见】止血，凉血，活血有效。

(8) 便血第八方

主治：肠风下血。

组成：旱莲花一个。

用法：为末，浓煎葱白汤送下，一服立效。

【审查意见】旱莲花有止血及清凉肠管之效，用治肠风下血急如水箭者宜之。

14. 疝气

(1) 疝气第一方

主治：疝气睾丸偏肿。

组成：川楝子四钱，青皮三钱，炒枳壳二钱半，黄柏二钱（盐炒），木通二钱，小茴香钱半，甘草一钱。

用法：水煎服。

【审查意见】按疝气之成因甚多，本方概未述明。兹就配伍药物研究之类，皆散寒破气之品，由下寒气滞而来之睾丸肿大者可用。

(2) 疝气第二方

主治：疝气。

用法：用雄猪腰子一对，切片，用阴瓦焙干，研为细末。小茴香二钱，炒研细，二味共合一处，每日清早，用黄酒冲服五分。

【审查意见】雄猪腰子治偏坠，乃近代一种脏器疗法，再以茴香炒研，实为补肾脏命门、散寒之良品，可用。

(3) 疝气第三方

主治：疝气。

组成：川楝子二钱半，小茴香二钱，附子一钱半，香附米一钱，公丁香二钱，砂仁二钱（研），肉桂二钱（研），吴茱萸二钱半，橘红二钱，三棱一钱半，莪术一钱半，川朴根一钱半，炙甘草钱半，广木香五分（研）。

用法：水煎，空心服，大人照原方，小儿减半。

【审查意见】此方温化行气、消瘀破结之力最大。苟非下元寒滞壅甚而来之疝气病，不可与服也。

(4) 疝气第四方

主治：疝气。

组成：川楝子三钱（研），橘核三钱，炒桃仁钱半，制玄胡索二钱，全蝎钱半，炒枳壳二钱，广木香一钱（研），大茴香一钱，焦槟榔二钱，炙甘草钱半。

用法：寒者，黄酒一盅；肾虚者，炒盐一钱；下坠重者，加昆布钱半；下部有火，减茴香，加酒炒黄柏钱半；痛甚者，加没药、乳香各一钱。

【审查意见】此方破瘀，疏滞，利气，散寒，用于气滞瘀结之疝气有效。但全蝎宜删去。

15. 积聚

(1) 秘制化滞丸

主治：气块、血块、霍乱、水泄、痢疾及小儿痞疾。

组成：京三棱钱半，蓬莪术钱半，青皮一钱，半夏一钱，巴霜三钱，红花一钱，广木香七钱，公丁香七分，乌梅十个，陈皮一钱，黄连三钱，甘草一钱。

用法：共为细末，面糊为丸，如绿豆大。如气块、血块，用生姜汤下；霍乱水泄，冷开水送下；痢疾，赤痢疾用枳实生白芍汤下，白痢疾用枳壳槟榔当归汤下；小儿痞疾，枳壳汤下。大人每服六丸，小儿每服三四丸。

【审查意见】此方有消坚破结、化滞通便、破瘀、清热之功，实症可用。

（2）仙缘五实丹

主治：男妇小儿郁积杂症，气积，血积，痰积，癖积，食积，男子五积六聚，女子七癥八瘕，一切积聚，坚顽痞块，男妇面黄腹胀，痰喘呕吐，行经腹痛，产后血块。

组成：归尾一两（酒洗），三棱一两（炒），莪术一两（炒），五灵脂一两，广木香一两，干姜五钱（炒），干漆一两（炒，净烟为度），玄胡索一两（炒），青皮一两（酒炒），山楂二两，枳实五钱，枳壳一两，赤芍一两，朴硝四两，红曲四两，槟榔一两。

用法：上共研末。川军四斤，分作四份，每份一斤，放四个瓷盆内。再用海盐一斤熬汁，陈醋三斤，老葱汁三斤，黄酒二斤，每份用各汁浸，在夏季烈日中，晒四十九日，晒干研面，共合并前药末，作水丸，如梧桐子大。大人每服二钱半，小儿五分，清早空心，开水下。

【审查意见】此方调气和血，解郁破积，开胃健脾，通经确有功效，实证可用。

（3）金丝化痞膏

主治：一切癥瘕积块，痞疾。

组成：巴戟一两，大戟一两半，大黄一两半，甘遂二两，芫花二两，千金二两，鸡内金二两，三棱二两，莪术二两，槟榔一两半，秦艽二两，鳖甲二两，穿山甲二两，芜荑一两，胡连一两半，草蔻仁二两，吴萸一两，覆盆子二两，麻油八斤，黄丹三斤，阿魏二两，乳香二钱，没药三钱，肉桂一两六钱，丁香一两，广木香一两二钱，台麝四钱，轻粉钱半。

用法：将诸药入油，浸春五、夏三、秋七、冬十日，如制太乙膏之法。

【审查意见】此方与阿魏化痞膏功用相同，积块病可用。

（4）积聚第四方

主治：日久腹中积聚成块，甚或疼痛。

组成：青石一块。

用法：研细末，每早用青石面五钱，白糖五钱，二种拌匀，开水送下，服后一二月始能见效。

【审查意见】按青石含有碳酸钙，内服有制止胃酸及减少肠分泌之作用，腹中积块由于肠分泌亢进者可用，但每次用量以五分至一钱为度，不可太多。

（5）熨痹纳热方

主治：寒气郁遏及腹内积滞症。

组成：炙茱萸一两，明没药四钱，六神曲半斤，滴乳香四钱，上元桂五钱，广木香五钱，口防风三钱，辽细辛三钱，南红花三钱，川甲珠三钱，荆芥咀三钱，五加皮一两，大葱白半斤，生姜六两。

用法：先将前十二味药研为细末，然后将葱白、生姜另捣如泥，最后把二者混和一处，纳入锅内，加醋炒热，用纱布或最稀粗布缝上两个布袋，将药装入，递换在腹上熨之，熨一二次或二三次即愈。

【审查意见】逐寒消滞，确有功效。

（6）消癥丸

主治：血症痞积。

组成：醋炒香附四两，醋炒玄胡索一两五钱，当归尾二两，川芎一两，红花一两，瓦楞子一两（煅，醋淬七次），海浮石一两。

用法：将药研细，用醋打面，糊为丸，晒极干。每服五十丸，卧前开水服。

【审查意见】和血行血，破气消积有效。

(7) 灵胎蒸脐方

主治：内症寒瘀，痞积，一切积聚外症，阴疽，阴寒，冷痛。

组成：丁香三分，木香三分，生半夏三分，南星三分，川乌一钱，肉桂五分，麝香一分，冰片一分，乳香三分，大黄一钱，山甲五分，雄黄二分，蟾窝三分，归尾一钱，银硝一钱。

组成：研粗末，姜汁、烧酒拌。痛处用干面开水化作一圈，上盖铜片用药放面圈内，上盖铜片、多钻细眼，艾灸铜片上，每日十余次，约三十六日，痞积可消。如有炎疮，俟后以西药凡士林搽之，忌热性发物。

【审查意见】此为徐灵胎治寒积之得意方，确有功效。

(8) 消积化滞丸

主治：久积沉痼，痞块癥瘕，瘀血顽痰，经年累月，不拘男妇。

组成：木香、丁香、青皮、陈皮、沉香、南星、半夏、桃仁、赤芍各二钱，三棱五钱（煨），莪术五钱（煨），巴霜一钱。

用法：上药研细末，乌梅五钱，取肉焙干为末，水、醋各半，熬膏调前药，丸如桐子大。每服一丸或二丸以至五丸为度，量病轻重，加减用之。如欲通下，用热汤饮；欲止，用冷水。

【审查意见】此方为消积破滞、行瘀涤痰之峻剂，实证可用。

(9) 积聚第九方

主治：阴证，腹痛，积聚。

用法：用斑鸠去毛，将腹内一切去净，煮熟连汤食喝，以病愈停止。

【审查意见】虚寒之症可用。积滞过甚者，须加入莪术、三棱、大黄等消导之品，惟宜少量。

（10）神效化积丸

主治：男女五积六聚。

组成：醋青皮五钱，川木香五钱，香附五钱，玄胡索三钱，五灵脂五钱，焦白术五钱，海沉香三钱，三棱五钱，砂仁三钱，小茴香五钱，赤芍五钱，川军五钱，吴萸五钱，二丑一钱，莱菔子一两，山楂一两，川朴四钱，槟榔五钱，麦芽一两，枳实五钱，上肉桂五钱，桃仁三钱，红花钱半。

用法：共研细末，醋蜜为丸，如桐子大。每服二钱，开水送下。

【审查意见】为消积去滞之良方，惟虚弱之人慎用。

（11）秘制平安丸

主治：积聚癥瘕。

组成：玄胡索五分（制），槟榔五分，莱菔子一钱（炒），广木香五分，姜炭五分，归尾五分，赤芍五分，三棱五分（醋制），莪术五分（醋制），五灵脂五分，吴萸五分，腹皮七分，干漆五分（炒净烟），神曲一钱，大黄二钱（醋制），二丑五分，枳壳五分（炒），枳实一钱（炒），川牛膝五分（醋制），红曲二钱，山楂五分（醋制），玄明粉一钱，硇砂七分五厘。

用法：共研细面，醋、水各半，泛为小丸，如绿豆大。每服一二三钱，量虚实服，日服一次，白水送下。服后使邪从大便出，必有浊物或粘滑物，或白或黑或青黄，色不一，是其验。孕妇忌服。

【审查意见】有消滞化食、活络通便之效，可用。

（12）积聚第十二方

主治：男女一切积块。

组成：三棱、莪术、草果、槟榔、苍术、皂角、沉香、乳香、没药、砂仁、山楂、豆蔻各五钱，大黄六钱，黑丑八钱。

用法：研为末，醋糊丸，如豆大，早晚服二钱五分。

【审查意见】去滞、破气、镇痛、消食、通便有效，实证者可用。

(13) 积聚第十三方

主治：食积。

组成：鸡肫皮五钱（炒），炒麦芽三钱，炒谷芽三钱。

用法：研细末，每服二三钱，温水送下。

【审查意见】消导专剂，可用。

(14) 积聚第十四方

主治：腹中积聚疼痛。

组成：巴霜一钱，干姜五钱，生大黄五钱，神曲五钱，麦芽五钱，山楂五钱，附子二钱。

用法：共研细末，炼蜜为丸，如梧桐子大。每服三四丸，开水送下。

【审查意见】腹中有寒积者，用本方有消积、通便、散寒之效。

(15) 积聚第十五方

主治：腹内停食，消化不良。

组成：山楂二两，炒麦芽二两，炒神曲二两，乌梅肉二两，木瓜五钱，甘草三钱，云苓五钱。

用法：共为细末，炼蜜为丸，重一钱。大人每次服三丸，小儿按年岁，酌量加减服之。

【审查意见】此方有促进消化之功，可备应用。

(16) 香朴桃仁散

主治：寒气结聚，腹大坚满，痛不可忍。

组成：木香（戎盐炒）、京三棱（炮）各五钱，厚朴一两，枳实、甘草各三钱，干姜、莪术各二钱，桃仁三钱，红花钱半。

用法：共研末，每服三钱，食前淡姜汤下。

【审查意见】寒结而瘀滞者有效，虚衰者慎用。

16. 臌胀

（1）臌胀第一方

主治：九种臌症。

组成：猪腰七个（男用雄，女用雌），干葛三钱，甘草三钱，甘遂三钱。

用法：上四味，用水煮，待猪腰熟，去药不用，每日吃猪腰一个，七日吃完。

【审查意见】有利水祛湿之功，腹水症用之有效。

（2）消虫汤

主治：虫症。

组成：丁香皮二钱，秦皮二钱，橘皮二钱，陈皮二钱，青皮二钱半，车前五钱，口芪四钱，通草八分，姜皮钱半，木通二钱，粉草八分，二丑二钱，枳壳一钱，腹皮二钱。

用法：引用生姜三片，多年旧草帽五钱，水煎服。

【审查意见】此方消臌逐水，通利二便，对于水臌实证，尚属可用。

（3）臌胀第三方

主治：臌症。

组成：猪肚一个，莲肉十个，天麻子肉二百粒。

用法：将天麻子、莲肉入猪肚内，线缝煮烂，去麻子、莲肉，日食猪肚。

【审查意见】此方用猪肚治臌症，乃一种脏器疗法，加天麻滋阴滑肠，莲子肉补脾涩肠，对于臌症属虚者宜之。

(4) 臌胀第四方

主治：气臌。

组成：川军二钱，槟榔钱半，川厚朴钱半，炒枳实钱半，焦山楂一钱，炒麦芽一钱。

用法：水煎，空心连服二剂。若逾一月，万不可开，宜疏气、顺气。

【审查意见】此方应用于停滞壅胀、腹痛便秘者有效。

(5) 臌胀第五方

主治：气臌。

组成：台乌药二钱，青皮丝二钱，官桂丝二钱，广木香钱半，藿香钱半，炒冬瓜子钱半，大腹皮钱半，活水芦根钱半。

用法：水煎，空心温服。十数剂可愈。如不愈，加石柱参二钱，随服三二剂，放出矢气即愈。

【审查意见】此方有利气、疏滞、温通、消臌之功。应用于气机不舒、寒湿壅滞者有效。

(6) 臌胀第六方

主治：臌症。

组成：五加皮三钱，大腹皮二钱，茯苓皮三钱，生姜皮钱半，赤小豆三钱，椒目五分，川甘遂五分，二丑三钱（半生半炒），川军块三钱，槟榔片二钱，泽泻二钱，防己片二钱。

用法：轻者一剂，重者二剂。

【审查意见】此治水臌之良药，初起体症俱实者用之有效。

(7) 臌胀第七方

主治：腹胀如鼓，困倦无力，烦闷异常。

组成：桃仁二钱（去皮尖），真红花八分，虻虫七分，鸡血藤胶四钱,真血竭一钱,川朴钱半,槟榔二钱,赤茯苓三钱,香附三钱,广木香一钱,路路通二钱半,丝瓜络二钱(要干的)。

用法:水煎,每晚空心服。连服二剂效,再三剂痊愈。

【审查意见】此方为破血、行瘀、利气之峻剂,对于经闭、瘀滞、血栓、血塞等之臌胀实证,可以暂时用之。然非诊断确实,断不可孟浪从事也。

(8) 臌胀第八方

主治:腹胀如鼓。

组成:藿香、紫苏、腹皮各二钱,香附钱半,茯苓二钱半,甘草一钱,白术二钱,厚朴钱半,枳壳钱半,木香钱半,制半夏钱半,陈皮钱半。

用法:生姜、大枣为引,水煎服。

【审查意见】此方辛散温通、淡渗利湿、消胀泄满之力颇佳,可备选用。

(9) 宽中散

主治:脾胃虚弱,腹胀,痞块等症。

组成:炒白术八两,枳壳一两半,炙甘草二两,制半夏二钱,制川朴四两,广陈皮四两,神曲八钱,广木香五钱。

用法:上药研末如霜,每服二钱,砂仁汤调下。

【审查意见】有助消化、健脾胃之效,可备用。

(10) 臌胀第十方

主治:腹胀如鼓,咳嗽气喘,不能进食,不能安眠,腹痛拒按。

组成:乌药三钱,青皮一钱,槟榔三钱,莱菔子四钱,三棱二钱,莪术二钱,焦楂三钱,神曲三钱,枳实二钱,橘皮二钱。

用法:水煎服。

【审查意见】消食顺气有效，再加导滞镇静药，方称完善。

(11) 蟠桃丸

主治：男妇浑身头面、手足浮肿，肚腹胀满疼痛，上气喘急等，脉浮大，按之微细，两寸皆短。

组成：沉香三钱，木香三钱，乳香三钱（炙），没药三钱（炙），琥珀一钱，白丑八钱（生用，研末），黑丑八钱（用牙皂熬浓汁，浸半日，铺锅底焙，一半生一半熟，取出研末），槟榔一两（一半生，一半用牙皂煎汁，浸透焙熟）。

用法：上为细末，牙皂水打稀，糊为丸，如桐子大，每服二钱七分，用砂糖煎汤送下，早用补中益气，加干姜、附子；晚用金匮肾气丸，加骨脂、肉果。各数剂，诸症即愈，再佐以八味丸。忌生冷、油腻、荤辛等物。

【审查意见】大便秘结，体质壮实者可用。

(12) 臌胀第十二方

主治：少腹满，足肿，小便不利，脉虚弱而食少。

组成：鹿茸一钱，丽参一钱，黄芪三钱（炙），白术三钱，木瓜二钱，广皮二钱，椒目六分，茯苓三钱，白芍三钱，香附二钱。

用法：水煎，早晚空心服，连服四五剂。

【审查意见】气虚、血虚、脾虚而致腹满、足肿、小便不利者，可资应用。

(五) 神经系病

1. 头痛

(1) 头痛第一方

主治：头痛。

组成：苏薄荷一钱，白芷八分，川芎八分，细辛八分。

用法：共研末，以白面、米醋和匀，做饼四枚，令热熨太阳穴，冷则换之。

【审查意见】有疏通毛窍、刺激汗腺之功，可备试用。

（2）头痛第二方

主治：头风痛。

组成：川芎三钱，白芷三钱，防风三钱，羌活三钱，天麻三钱，甘菊三钱，细辛三钱，桃仁三钱，生姜二钱，葱白五钱。

用法：以上各味捣烂，同煎，以五碗煎至二三碗，乘热熏头，每天早晚两次，一二日痊愈。不可入口。

【审查意见】此方有活血、散风、镇痛之效，感冒性头痛可用。

（3）头痛第三方

主治：偏正头痛，或感冒头疼。

组成：生姜五钱，葱白五钱，羌、独活各二钱，防风四钱，白菊花四钱，苏叶三钱，芥穗三钱，霜桑叶四钱。

用法：水煎，温洗疼痛之处，微汗即止。

【审查意见】发汗，清热，感冒头痛用之有效。

（4）头痛第四方

主治：偏头痛。

组成：苍耳子一两（炒，捣），川芎五钱，黄芪五钱。

用法：葱须三个为引，水煎汤服。

【审查意见】发汗通脑，行血补气，因于神经性头痛，当必有效。

（5）头痛第五方

主治：头痛。

组成：川芎一两，蔓荆子二钱。

用法：水煎服。

【审查意见】民间通行方，有活血散表之功，可备应用。

（6）头疼清温解毒汤

主治：头疼。

组成：川芎钱半，白芷半钱，葛根一钱，羌活二钱，赤芍一钱，天花粉一钱，连翘二钱，黄芩二钱，黑参一钱，柴胡五分，甘草一钱，上桔梗钱半。

用法：竹叶为引，水煎服。

【审查意见】通行方，有散风清热之效，外感头疼可用。

（7）防风汤

主治：日久偏正头痛。

组成：防风二钱，芥穗二钱，炒僵蚕钱半，羌活钱半，川芎钱半，乳香一钱，天麻五分，地丁二钱，炮附子五分，白芷钱半，生石膏钱半，雄黄五分，川乌二钱半，草乌五分，炙甘草钱半，南星一钱，没药钱半，煅蝎子五分。

用法：引用车前子，水煎服。

【审查意见】此方辛散解表，清头目，止疼痛尚属可用。唯气血虚弱、头痛目晕以及热性病之头痛，用之不宜。

（8）头痛第八方

主治：风寒头痛。

组成：荞麦麸四两。

用法：醋炒荞麦麸，为两饼，更换覆额上。

【审查意见】按：荞麦麸治风寒头痛，为乡间最多用之方法，同时更须以米粒大之艾炷灸之，温散风寒，功效更捷。

2. 神经衰弱症

（1）健肾息回汤

主治：房劳过度以致阳虚，暮食朝吐之症。

组成：鹿茸钱半，附子三钱，干姜三钱，破故纸二钱，枸杞子三钱，油桂钱半，高丽参三钱，于术三钱，茯苓三钱，炙草钱半，白蔻仁三钱，母丁香二钱，油朴根钱半，广皮二钱，半夏三钱。

用法：鲜姜三片，大枣三枚（去核）为引，水煎服。三剂轻者，六剂好，九剂愈。忌生冷、房事。

【审查意见】此方有兴奋体功及鼓舞气机之作用，对于阴寒证有效。

（2）神经衰弱症第二方

主治：阴虚气滞。

组成：全当归一钱，小生地三钱，黄郁金五分，川连五分，柴胡五分，生白芍三钱，吴萸五分，条沙参三钱，生山楂三钱，橘络钱半，玫瑰花五分。

用法：水煎服。

【审查意见】滋阴活血，疏通气滞，有效。

（3）神经衰弱症第三方

主治：肾虚腰痛。

组成：桑寄生三钱，生白芍三钱，补骨脂二钱，川续断二钱，全当归五钱，车前子三钱，骨碎补三钱，山萸肉三钱，杜仲三钱，陈皮钱半，甘杞子三钱。

用法：用水一碗半，煎至一二沸，空心服。

【审查意见】此方为舒筋活血、滋补专剂，可用。

（4）益寿自强丹

主治：面黄肌瘦，四肢无力，不思饮食，及先天不足，酒色过度，一切虚劳等症。

组成：九熟地六钱，石柱参三钱，黄毛茸五钱，自当归四钱，赤丹参三钱，制香附三钱，枸杞果五钱，紫蔻米三钱，野于术五钱，云茯苓五钱，大黄芪五钱，贡白芍四钱，川芎片三钱，粉甘草三钱，天门冬三钱，麦门冬三钱，制玄胡索二钱，桑寄生三钱，女贞子三钱，石菖蒲三钱，炒干姜二钱，制附子三钱，油肉桂二钱，大生地四钱，真山药六钱，粉丹皮五钱，锁阳片五钱，真龙骨三钱，煅牡蛎四钱，杜仲炭五钱，云故纸五钱，大海马一对，大蛤蚧一对，大驴肾二条，老广皮三钱，远志肉三钱。

用法：以上共为细面，炼蜜为丸，重一钱。空心服，每服一钱，白开水送下，忌生冷食物。

【审查意见】补气、补血、壮肾、健脾之专剂，治虚损之症，当必有效。

(5) 龟龄集

主治：男子脱阳，遗精，精寒，白浊，淋漓，疝气裹湿，失血，阳痿，无子；脾虚，怔忡，饮食少进；妇人脱阴，血脱，血崩，经水不调，赤白带下，子宫寒冷不孕，难产，血晕；一切虚寒劳瘵，自汗，盗汗，肾虚泄泻，少腹胀痛，腰痛，脚软无力，以及精神不足，断烟等。

组成：黄毛茸二两五钱，炮甲珠八钱，生地八钱，寸冬九钱，地骨皮四钱，天雄一个，天冬四钱，粉草钱半，蜻蜓一十二对，锁阳三钱，急性子二钱半，青盐四钱，菟丝子二钱半，老山参一两，仙灵脾二钱，九蒸地六钱，石燕一对，细辛钱半，杜仲二钱半，公丁香二钱半，镜朱砂二钱半，大海马一对，补骨脂一钱半，牛膝四钱，砂仁四钱，公母蚕蛾一十二对，雀脑三钱，枸杞四钱。

用法：上共二十八味，以法炮制。各研细面，分量称准，入银锅内，升炼四十九日，即成龟龄集。每服三分，黄酒或盐水下。

【订正炮制】此方系在文水所征，因炮制未详，复调查于太谷，详加对正，始知药品微有出入，惟炮制法，此略而彼详，今订正如下。

黄毛茸三两（陈醋、黄酒炮制），炒甲珠（黄酒、酥油炮制），生地（人乳炮制），寸冬八钱（黄酒炮制），地骨皮（蜂蜜炮制），天雄一个半（蜂蜜炮制），粉草三钱（蜂蜜炮制），蜻蜓公母十对，锁阳（黄酒炮制），青盐（炉火炮制），菟丝子钱半（黄酒炮制），老山参三两，仙灵脾（人乳炮制），九熟地（黄酒炮制），石燕（黄酒、姜汁炮制），细辛一钱（陈醋炮制），杜仲（蜂蜜炮制），公丁香（花椒炮制），朱砂（荞面炮制），海马（童便、酥油炮制），补骨脂四钱，牛膝（黄酒炮制），砂仁三钱（蜂蜜炮制），蚕蛾十对，雀脑三钱。

【订正服法】男子脱阳，人参引；遗精、精寒、白浊淋漓，青盐引；脾虚怔忡、饮食少进，无灰酒引；疝气囊湿，牛膝、小茴香引；失血，童便引；阳痿，不能种子，破故纸引。妇人脱阴，血脱、血崩，人参、当归引；经水不调，无灰酒引；赤白带，童便、青盐引；子宫寒冷不孕，艾叶引；难产、血晕，童便引。一切虚寒痨瘵，自汗盗汗，久嗽，无灰酒、童便引；肾虚泄泻，青盐引；少腹胀痛，小茴香引；腰痛、脚膝无力，杜仲、牛膝引；精神不足，断烟，无灰酒引。

【审查意见】此方乃补血、补气、兴阳壮肾之专剂，老人及体质虚寒者可用。青年若无以上诸疾，切勿妄投。

(6) 神经衰弱症第六方

主治：自汗发烧。

组成：赤、白芍（各半，土炒）二钱，生地二钱，生龟甲三钱，生鳖甲三钱，粉丹皮二钱，浮小麦五钱，地骨皮二钱，白薇钱半。

用法：水煎，早晚空心服，连服二剂愈。

【审查意见】此方有凉血、补血、清心养营之功，治阴虚盗汗较宜。如系实热汗出，不宜。

(7) 神经衰弱症第七方

主治：足软难行。

组成：杜仲一两（炒断丝）。

用法：水、酒各半煎，早晚空心温服。

【审查意见】按：杜仲为强壮剂，有补腰益膝之功，对于本症尚可应用。

(8) 乌鸡救痨丸

主治：男女诸虚百损，五劳七伤。

组成：黄芪二两，当归三两，生熟地三两，人参一两，茯神二两，白术二两，鳖甲二两，地骨皮二两，炙草八钱，大枣四钱，紫河车一具，雌、雄乌骨鸡二双。

用法：将黄芪研末，熟面为丸，喂鸡。俟眼生眵呆死去，肠肚及毛洗净，将前药纳腹内，用童便浸一宿，焙干存性，研细末，蜜丸。每天早、晚空腹各服二钱半，每服约有六十粒，小儿减半。

【审查意见】此系滋养强壮之剂，虚痨症用之有效。

(9) 来复固真膏

主治：亢阳衰弱，神气困惫，腰酸，脚软，溲冷，便溏。

组成：生附子二两，茴香一两，大蒜二两，补骨脂一两，蜈蚣五钱，山柰一两，五味子一两，甘草一两，紫梢花一两，地龙五钱，良姜一两，韭菜子一两，锁阳五钱，海马一两，穿山甲一两，广木香五钱，甘遂二两，狗头骨一两，蜂房五钱，青葱一两，蛇床子一两，蛤蚧五钱，川椒一两，木鳖子一两，全蝎五钱，狗胆一两，海螵蛸一两，当归五钱，鹿茸一两，沙蒺藜一两，胡椒五钱。（以上入煎。）

阳起石五钱，朱砂五钱，丁香一两，元精石五钱，蟾酥三钱，乳香五钱，肉桂一两，安息香五钱，鸦片五钱，麝香三钱，倭硫黄五钱。

用法：以上各研极细，用麻油四斤，夏秋浸五日，春冬浸十日。煎枯去渣，滤净，熬至滴水成珠，以铅粉收膏，待温再将药末倾入加苏合油、丁香油各五钱，搅和极匀，临用隔水炖炸摊膏，如两钱厚。将膏在炉边烘融，贴涌泉、肾俞、丹田等穴即妥。

【审查意见】此方对本症有回阳、补血、壮肾之效，阴虚者忌用。

3. 失眠症

（1）失眠症第一方

主治：失眠心虚，怔忡不宁。

组成：九节石菖蒲二钱，西洋参一钱，寸冬三钱，钗斛石二钱，朱染灯心草五钱，莲子心钱半，辰砂一厘（冲）。

用法：水煎，空心，睡前温服。

【审查意见】此方有强心、镇静、生津之功，健忘怔忡用之有效。

（2）清脑催眠煎

主治：失眠。

组成：当归三钱，酒生地二钱，朱茯神三钱，石决明钱半（煅），熟枣仁三钱，远志一钱（炙），煅龙齿钱半，沙参二钱，寸冬一钱，辽五味五分，甘草一钱，牛膝一钱，川芎钱半。

用法：水煎，临卧服三剂后必有效。

【审查意见】此方活血，滋阴，镇静有效。

4. 怔忡症

（1）怔忡症第一方

主治：心血不足，肾气亏损，以致怔忡健忘，寤寐不安，心神恍惚。

组成：潞党参钱半，生箭芪钱半，鸡血藤胶二钱，首乌藤二钱，全当归三钱，茯神钱半，琥珀一钱，远志肉二钱，朱灯心一钱。

用法：水煎，空心服。

【审查意见】此方为大补气血、安身镇静之剂，用于心悸、健忘、寤寐不安、神志不宁等症，必获良效。

（2）神效安寐汤

主治：怔忡不寐等症。

组成：人参三钱，丹参二钱，麦冬三钱，甘草一钱，茯神三钱，生枣仁五钱，熟枣仁五钱，菖蒲一钱，当归三钱，五味子一钱。

用法：水煎服。

【审查意见】此系滋补镇静之剂，对于失眠症有安神之功，可用。

5. 腰腿疼痛

（1）腰腿疼痛第一方

主治：腰腿疼痛。

组成：荆芥六钱，防风六钱，麻黄五钱，蜈蚣一条，全蝎一钱，僵蚕五钱，天麻二钱，葛根二钱，细辛二钱，马前子二钱（土炒），升麻钱半，川羌活二钱，独活三钱半，白花蛇一条。

用法：共为细末，每服钱半，轻者一钱，服二次愈。

【审查意见】按：本方对于感受风寒之腰腿疼痛，有祛风散寒之功，可资应用。

（2）腰腿疼痛第二方

主治：腰腿疼痛。

组成：青风藤五钱，海风藤五钱，攒地风五钱，炮甲珠五钱。

一、内科

用法：烧酒为引，水煎服。

【审查意见】此方有通经散风之效，轻症可用。

（3）腰腿疼痛第三方

主治：闪跌腰痛。

组成：当归尾三钱，川断三钱，自然铜钱（煅），甲珠钱半，刘寄奴钱半，赤芍三钱，川红花钱半，大黄三钱，没药三钱，虎骨二钱，补骨脂二钱。

用法：水煎，加酒服，立止疼痛。

【审查意见】本方对于闪跌瘀血凝滞之腰痛，有行瘀止痛之功，可备用。

（4）腰腿疼痛第四方

主治：腰痛。

组成：胡桃，白酒。

用法：八九月后，胡桃成熟，采藏家中，惜其不能历久不败。若患腰痛与白酒同食，其效无比。

【审查意见】按：胡桃为滋养强壮剂，酒乃兴奋剂，二者合用，当能生效。惟宜再加以破故纸及杜仲，则更妙矣。

（5）腰腿疼痛第五方

主治：虚损腰痛。

治法：取健壮黄牛四腿骨之髓，熬制为膏。外用将熬成之油块，火上化开，净棉擦之；内用拌入炒米粉中为佳。

【审查意见】此滋补强壮剂，用之日久必见伟效。

（6）定痛金丹

主治：头痛，臂痛，腰痛，背痛，心腹痛，胃气痛等症。

组成：制香附六钱，乳香六钱，没药六钱，血竭二钱，大烟灰二钱。

用法：各药研末，枣肉打和为丸，如绿豆大，朱砂为衣。成人每服七粒，十五岁以内者每服四五粒，痛止不可再服。

【审查意见】此方功专理气活血、散瘀止痛，用于气机不舒、瘀血滞痛者，诚良剂也。

(7) 腰腿疼痛第七方

主治：腰痛，行走艰难，如天阴雨则更加甚。

组成：宣木瓜三钱，川草薢二钱，石楠藤二钱，海桐皮钱半，赤芍钱半，泽泻二钱，川桂枝一钱，云苓三钱。

用法：水煎服。

【审查意见】此方有除湿、利水、疏通经络之功效。

(8) 腰腿疼痛第八方

主治：腰痛。

组成：杜仲炭、补骨脂、胡桃仁、牛膝、薏苡仁、续断、枸杞子各一两，小茴香、芝麻各五钱。

用法：为末，蜜丸如桐子大。每服温酒下四五十丸。

【审查意见】此方有壮肾、补筋骨之功效，可备应用。

(9) 舒筋散

主治：妇女筋骨疼痛，筋肉拘挛。

治法：松蘑菇用童便浸三次，黄酒浸一次，再行阴干，于每百斤内加墓头回三斤。上各研，和匀作散，每料十两。每服一钱半，黄酒或白水送下。

【审查意见】按：妇女筋骨疼痛，原因颇多，而此方于主治项下概未叙明，殊难审查。兹就配伍药物推察之，盖松蘑菇有舒筋镇疼之效，墓头回具破瘀活血之功，更佐以童便、黄酒等活血兴奋之药，用于郁血性之筋骨拘挛、神经作痛症，诚佳剂也。

(10) 神效舒筋汤

主治：妇女腰腿疼痛，行走艰难等症。

一、内科

组成：白木耳二钱，杜仲二钱，桂枝尖钱半，秦艽一钱，僵蚕钱半，木瓜二钱，白芷子二钱，钩藤钱半，苍术二钱，羌活钱半，当归二钱，虎胫骨一钱，防风钱半，川牛膝二钱，枸杞钱半。

【审查意见】风湿之腰腿疼痛可用。惟木耳有碍生产，少妇慎用。

(11) 舒筋丸

主治：腰腿疼痛并麻痹抽搐。

组成：南木耳一斤，川牛膝四两，杜仲四两，宣木瓜四两，南苍术半斤，川乌片四两，草乌片四两，炒神曲四两，枸杞子四两，升麻片四两。

用法：共为末，和水或蜂蜜为丸，如绿豆大。每服三钱，早晚两次，忌生冷。

【审查意见】此方活血宣散，通利关节，舒肝补肾有效。惟用木耳（据多数经验医者谈）不利于生产，少妇宜慎用之。

(12) 腰腿疼痛第十二方

主治：妇人产后腰痛腿酸，饮食不能畅进，身体久不复原者。

组成：熟地四钱，麦冬二钱，白术二钱，莲子二钱，杜仲三钱，牛膝八分，赤芍钱半，络石藤钱半，续断二钱，益母草一钱，云苓三钱，桑寄生二钱，全当归三钱。

用法：水三盅煎一盅半，去渣，兑黄酒一小杯，空心温服。忌生冷、油腻、房事等。

【审查意见】此方有壮肾、健脾、补血之功。产后气血虚弱之腰腿痛兼消化不良者宜用。

(13) 腰腿疼痛第十三方

主治：老人腿疼痛。

组成：透骨草二钱，川杜仲五钱，汉防己二钱，淮牛膝钱半，川续断二钱半，全当归五钱，鸡血藤三钱，川红花一钱，桑寄生三钱，云茯苓三钱。

用法：水煎，兑黄酒一小杯，饭前服。

【审查意见】老人腿痛有二种，一曰关节风痹，一曰肌肉风痹，其原因不外风寒侵袭及血液凝滞。此方乃治慢性关节风痹，故以温散活血及疏利关节为主也。

（14）腰腿疼痛第十四方

主治：腰痛不能下俯，不能回转。

组成：防己五钱，草薢三钱，猪苓钱半，泽泻钱半，丹皮二钱，杜仲三钱，薏仁五钱，菟丝子三钱，官桂一钱，酒当归四钱，桑寄生五钱。

用法：水煎，再入黄酒二杯，空心温服。

【审查意见】寒湿腰痛、沉压涩痛、转身不利者，此方有散寒利湿之效。

（15）腰腿疼痛第十五方

主治：妇女抽风，腰腿疼痛。

组成：蘑菇七斤，金毛狗脊半斤（去毛），川牛膝半斤，当归二斤。

用法：先用陈醋、黄酒各半，将蘑菇浸透晒干，如此七次。再合当归、金毛狗脊、牛膝共为细末。每服三钱，空心用黄酒送下。服过一斤后病即减半，二斤好，三斤痊愈。

【审查意见】此方有壮筋活血、疏利关节之效。

（16）腰腿疼痛第十六方

主治：男女肾经虚损腰痛。

组成：川牛膝三钱，破故纸二钱，枸杞子五钱。

用法：水煎，食后服，连服七日，不必停止。

【审查意见】此方用于肾虚腰痛者有效。若系风寒腰痛

一、内科

切勿轻投，否则病症转剧，祸不旋踵矣。

（17）腰腿疼痛第十七方

主治：风寒腰痛。

组成：木鳖子。

用法：去净油研末，每服四分，烧酒送下。

【审查意见】按：木鳖子为神经兴奋药，烧酒能和血逐寒。故对于风寒腰痛、神经弛缓、血液凝滞者，用之有效。

（18）腰腿疼痛第十八方

主治：肾亏腰疼。

组成：沙苑蒺藜一两，枸杞子一两半，杜仲一两，山药粉一两，鹿角胶五钱。

用法：熬膏，每服三钱，开水冲服。

【审查意见】此方滋补肾脏，活血疏风，健脾有效。惟服用时以黄酒冲调，较为妥善。

（19）腰腿疼痛第十九方

主治：腰痛引背。

组成：潞参三钱，生地二钱，归身三钱，黑大豆一两，独活三钱，山药五钱，蒺藜二钱，杜仲三钱，桑寄生二钱，炙草钱半，牛膝二钱。

用法：水煎，早晚，空心，兑黄酒一杯服，连服七剂即愈。

【审查意见】疏风活络，通利关节有效。惟生地一味究嫌滋腻，以删去为妥。

（20）腰腿疼痛第二十方

主治：腰痛。

组成：杜仲炭、补骨脂、胡桃仁各五钱，枸杞子三钱，小茴香三钱，芝麻五钱。

用法：捣末，蜜为丸，如桐子大。每服四十丸，黄酒送下。

【审查意见】此方功专滋肾活血、温通寒滞，虚寒证可用。

(21) 腰腿疼痛第二十一方

主治：腿受风寒湿疼痛。

组成：麦麸五升，大葱五枚（碎），生姜二两（碎），食盐末五钱，花椒三钱。

用法：上五味用陈醋拌起，炒极热，装白布袋内，熨患处。若冷，加醋再炒极热，以腿部发热为止，其效甚速。

【审查意见】此方逐风祛寒，通利关节有效，治风湿腿疼可用。

(22) 腰腿疼痛第二十二方

主治：肾虚腰疼。

组成：猪腰一具，青盐三钱，杜仲炭末五钱。

用法：先将猪腰剖开，再将青盐与杜仲炭为末，装在猪腰内，用纸包裹煨热，空心开水送下。

【审查意见】肾脏衰弱，腰酸无力。猪腰子即猪肾，以猪肾补肾虚为近代盛倡之脏器疗法。并用青盐以增加血液，杜仲以强壮筋骨。诚治斯症之效方也。

(23) 腰腿疼痛第二十三方

主治：腰腿疼痛。

组成：当归三钱，乳香三钱，千年健三钱，台蘑菇一斤，黄酒十二两，川牛膝三钱，防风三钱，没药三钱，追地风三钱，冰糖半斤，粉草三钱，土鳖七个。

用法：共为细末，用黄酒将冰糖火上化开，与药末和匀，装瓷瓶内蒸半炷香，取出为丸。早晚空心每服三钱，开水送下。

【审查意见】本方活血，逐湿，镇痛，疏利关节可用。

一、内科

（24）腰腿疼痛第二十四方

主治：腰腿多年疼痛，不能行走。

组成：黄芪一两，白术三钱，川牛膝三钱，紫油桂一钱，破故纸二钱五分，独活钱半。

用法：水煎，温服，并于服药后针环跳穴，针入八分。

【审查意见】补气散寒，祛湿活络有效。

（25）腰腿疼痛第二十五方

主治：两腿疼痛，肾水不足。

组成：炙芪五钱，杜仲二钱（炒），云故纸二钱（盐炒），川红花二钱，核桃仁八个。

用法：陈酒煎服。

【审查意见】此系古方增删，有补肾、滋阴、行瘀之效，虚证可用。

（26）腰腿疼痛第二十六方

主治：腰腿疼痛。

组成：熟地四两，玉竹一两五钱（蜜炙），白术二两（土炒），归身三两（酒洗），枸杞一两五钱，白芍一两五钱（酒炒），牛膝一两五钱（酒洗），蒺藜一两五钱（炒，去刺），杜仲二两（炒），胡桃仁七个（去皮），桑枝七条。

用法：以干黄酒（即纯黄酒）十斤，煎至三斤许。随量饮之，至将醉，盖被出汗即愈。如若不愈，再服一料。每料随量大小，或二次三次，饮尽即愈。

【审查意见】此活血补肾、健脾通络之剂，可用。

6. 手足麻木

（1）手足麻木第一方

主治：年老妇人四肢麻木。

组成：当归三钱，川芎二钱，黄芪三钱，潞参二钱，香附二钱半，荆芥二钱，白木耳五钱，羌活三钱。

用法：共为细末，用鸡蛋一个，黄酒冲服，每次服二三钱。

【审查意见】活血舒筋，通行关节有效。

(2) 羊腰子散

主治：妇人手足麻木。

组成：羊腰子一对（焙干），当归七钱（炒），小茴香五分（炒），川续断三钱（炒），防风炭二钱。

用法：共为细末，每早开水服一钱。

【审查意见】活血舒筋有效，虚寒证可用。

(3) 手足麻木第三方

主治：妇人手足麻木。

组成：梅苍术三钱，当归尾五钱，川芎片三钱，明天麻二钱半，木瓜片三钱，桂枝片二钱，制乳香二钱，制没药二钱，香白芷钱半，泽兰叶三钱，九蒸熟地三钱。

用法：另研黑木耳末三钱，用黄酒冲服。

【审查意见】此方有活血利湿、疏风通络之功。风湿兼郁血性之手足麻木症，用之有效。

(4) 手足麻木第四方

主治：妇女手足搐搦麻木。

组成：白古月四十九粒，木耳一两。

用法：共为细末，分十剂用，以鸡清拌匀，黄酒冲服。

【审查意见】有舒筋活血、兴奋神经之功用，虚弱者宜用。

(5) 手足麻木第五方

主治：男妇手足麻木，腰腿疼痛。

组成：蘑菇三两（童便制），陈皮六钱，川牛膝八钱，当归一两，柴胡三钱，陈皮二钱，半夏三钱，秦艽三钱，追地风四钱，海桐皮二钱。

一、内科

用法：共为细面，水泛为丸。每服三钱，黄酒送下。轻者一料则效，重则二料则效。

【审查意见】此方有活血舒筋、通利关节之效，可用。

（6）木金散

主治：胸背横满胀痛，阵痛时则手足麻木，头汗不止。

组成：广木香一钱，郁金一钱。

用法：共捣细末，白滚水冲服。

【审查意见】胸膈不利、气机郁滞者可用。

（7）手足麻木第七方

主治：妇女手足麻木抽搐。

组成：荆芥钱半，防风钱半，独活二钱，厚朴钱半，僵蚕二钱，甘草钱半，川牛膝二钱，转地风钱半，千年健钱半，黑木耳五钱（另包，水浸，生吃）。

用法：每岁加黑豆一粒。以上除黑木耳生吃外，用水煎，温服二剂。

【审查意见】有兴奋末梢神经之作用，并有疏风、通络、活血之功效。

（8）麻木神效丸

主治：治遍身麻木并手足麻木不遂。

组成：全当归七钱半（酒浸），川牛膝五钱，杜仲二钱半，真川羌活二钱半，僵蚕一钱一分五厘，全蝎一钱一分五厘（去尾），鱼鳔一两（去沙，炮），南木耳二两（用黑不用白，水浸，去蒂晒干，黄酒浸过再晒干为度）。

用法：以上各品，共为细末。如麻木紧急，用黄酒冲服三钱；如症缓，宜用糯米和合成丸，每重二钱。

【审查意见】此方有疏风、活血、通络之功，可用。

（9）手足麻木第九方

主治：妇女手足麻木不仁、抽搐、疼痛等症。

组成：柴胡钱半，白芷二钱，牛膝五钱，橘络三钱，焦杜仲三钱。

用法：水煎，早晚空心服，连服五剂愈。

【审查意见】此方有活血舒筋之功，可用。更须令患者绝对禁食生冷，方可有效。

7. 手足痉挛

（1）手足痉挛第一方

主治：鸡爪风（即手抽风）。

组成：人参四钱，白术五钱，茯苓三钱，半夏三钱，远志二钱，菖蒲二钱，天麻二钱，秦艽二钱，木耳五钱，钩藤二钱，乳香二钱（去油），肉桂二分，九转胆星二钱，附子二分。

用法：姜枣为引，水煎服。

【审查意见】补气养血，活络化痰可用。

（2）手足痉挛第二方

主治：手脚拘挛，疼极难屈伸。

组成：西洋参二钱，鲜生地三钱，天冬二钱，麦冬一钱，玄参二钱，知母二钱，石斛三钱，甘草一钱，丝瓜络三钱，竹沥三钱，梨汁二小盅，银花三钱。

用法：水煎服，三剂愈。

【审查意见】滋阴，生津，活络，清热有效。

（3）手足痉挛第三方

主治：刚柔二痉，面赤项强、头摇口噤、角弓反张等症。

组成：羌活一钱，防风钱半，川芎八分，白芷一钱，柴胡一钱，甘草一钱，乌药一钱，当归二钱，芍药二钱，半夏钱半，竹沥膏二钱。

用法：水煎服。

加减法：挟痰，加竹沥、姜汁；风热，加黄芩；柔痉，加白术、桂枝，有汗欲其无汗；刚痉，加苍术、麻黄，无汗欲其有汗；口齿属阳明，阳明实则口噤咬牙，便秘，加大黄以泄胃热。

【审查意见】按：痉症，目赤项强、口噤、头摇、角弓反张等之发作，为神经病无疑矣。古人以有汗无汗判别刚痉、柔痉，查该方配伍药物，类皆疏达宣散、镇静、祛痰、活血之品，尚属可用。然只以药物之内服，功效极微，仍须借助取嚏、开关以及鼻黏膜之刺激、开口器之启齿或电气之调节神经、针灸之救急等法，皆可随病症之情形分别应用也。

8. 中风症

（1）舒筋大活络丹

主治：一切中风瘫痪，痿痹，痰厥，口眼歪斜，拘挛疼痛，痈疽流注，半身不遂，跌打损伤，小儿惊痫，妇人停经及一切风湿顽痰，热毒瘀血，壅滞经络等症。

组成：白花蛇二两（酒浸，去骨、皮、头、尾），乌梢蛇二两，威灵仙二两（酒浸），两头尖二两，草乌片二两，明天麻二两（煨），净全蝎二两（去毒），何首乌二两，炙龟板二两，麻黄咀二两，大管仲二两，炙甘草二两，川羌活二两，官桂丝二两，广藿香二两，台乌药二两，川黄连二两，九蒸熟地二两，熟大黄二两，广木香二两，海沉香二两，制乳香二两（另研），辽细辛一两，粉赤芍一两，制没药一两（研），公丁香一两，白僵蚕一两，天南星一两（姜制），青皮丝一两，骨碎补一两，蔻仁一两，安息香一两（酒熬），制附子一两，黄芩片一两（蒸），云茯苓一两，制香附一两，玄参片一两，焦白术一两，防风片二两半，粉葛根一两半，虎胫骨一两半（炙），自当归一两半，血竭花七钱、炙地龙五钱、乌犀角五钱、台麝香五钱、净松香五钱、本牛黄一钱半、梅花片一钱半、大人参三钱。

用法：上为细面，炼蜜为丸，每丸重一钱，朱砂为衣。每服一粒，黄酒少许，开水化服，早晚各一次。患在下部，空心服；患在上部，食后服。禁忌生冷、油腻、鱼腥、豆面等物。

【审查意见】此方原方主治极为繁杂，兹据方中药物研究之类，皆舒筋活络、行血破瘀、温燥宣散、疏达郁滞之品。对于血行迟滞、寒湿郁结、神经麻痹等症，用之有效。

（2）中风症第二方

主治：中风偏枯，四肢不遂，一切诸风挛拳者。

组成：石斛、石楠叶、防风、虎胫骨（炙）、当归各一两五钱，茵芋叶一钱，杜仲二两，川牛膝二两，川续断二两，川芎二两，金毛狗脊二两，川巴戟二两。

用法：上各药如豆大，以绢囊盛药，用酒五斤渍十日。每服一盏，热服。

【审查意见】强壮筋骨，调理气血，可用。

（3）中风症第三方

主治：中风，语言塞涩，手足拘挛，半身不遂，口眼歪斜。

组成：川羌活、防风、土白术（炒）、酒当归、川牛膝（酒浸）、川萆薢、焦杜仲、虎胫骨（酥炙）、鳖甲（醋炙）、晚蚕各二两（炒），秦艽、苍耳子各四两（炒碎），枸杞五两，茄根八两（蒸熟）。

用法：共为粗末，用绢袋盛，浸无灰酒三十斤，煮熟去渣，每日随意饮之。

【审查意见】此方有祛风、填精、益髓之功。唯其茄根一味，功效不详。

(4) 中风症第四方

主治：中风口眼歪斜。

治法：鲜鱼尾血，加麝香少许。若左歪涂右，右歪涂左，若正即洗去。

【审查意见】按：用鲜鱼尾血，不若鳝鱼血为佳。

(5) 中风症第五方

主治：中风手足不仁，腿臂忽有一二点痛。

组成：川乌（土炮，去脐皮）、草乌（土炮，去脐皮）、胆南星各六两，地龙（洗净土，焙干）、乳香（去油）、没药（另研）各三两三钱。

用法：共为末，酒糊为丸，如桐子大。每服三四十丸，黄酒送下。

【审查意见】此方具辛散温通、舒滞行瘀、止痛之功。寒湿证兼血行迟缓、神经作痛者可用。

(6) 中风症第六方

主治：猝中风因痰热者。

组成：半夏一两（用牙皂、姜汁制），大黄二两（酒浸，用纸包煨，再浸再煨，制熟为度，净用）、白僵蚕、连翘、橘红、桔梗、天麻各五钱，黄芩七钱，薄荷三钱，青礞石（硝煅）、白芷、炙甘草各一钱。

用法：以上为末，蒸饼为丸，每服二钱。

【审查意见】此方有涤痰镇痉、清热散风之效，对证可用。

(7) 中风症第七方

主治：阳明中风，口眼歪斜之症。

组成：僵蚕、全蝎、白附子各等分。

用法：研末，黄酒冲服三五分。并用手掌在面上擦百余下，或用开水以新布蘸湿掩面上，亦有效。

【审查意见】有和缓神经、制止痉挛之功效。

9. 关节痛

（1）关节痛第一方

主治：骨节疼痛。

组成：虎胫骨（酥炙）、黑附子各一两（炮制，去皮脐）。

用法：上为细末，每服二钱，温酒下，七日再服。

【审查意见】此方有强筋壮骨、温通寒滞之功，可用。

（2）关节痛第二方

主治：关节疼痛。

组成：红花、白芷、防风各五钱，威灵仙三钱，荆芥、牛膝各二钱。

用法：黄酒三盅，水煎服，取汗。

【审查意见】疏通经络，活血散风有效。

（3）关节痛第三方

主治：关节疼痛。

组成：番木鳖五钱（去壳），桂枝四钱，甘松二钱，山柰二钱，樟脑四钱。

用法：先将樟脑以上四味煎汁，约有一盏，乘热加樟脑，和以高粱半斤，贮于瓶中，蜡封其口。凡关节疼痛者，搽之有效。

【审查意见】番木鳖、桂枝温经通脉；甘松调理关节神经；山柰有防腐作用；樟脑止痛杀菌。以之外治关节疼痛，必能生效。更须内服对症药剂，其功尤捷也。

（4）钩藤解毒汤

主治：偻麻质斯及小儿惊风。

组成：钩藤钩三钱，连翘二钱，银花二钱，野菊花二钱，紫花地丁二钱，薄荷二钱，丝瓜络二钱，银柴胡一钱，生地三钱，紫金锭一钱。

用法：咳嗽，加川贝母一钱；便秘，加金汁；不纳谷，加莱菔汁。煎汤，空心服。

【审查意见】治关节偻麻质斯不切，对于小儿惊风症，尚属可用。

（5）关节痛第五方

主治：受风关节疼痛。

组成：怀牛膝三钱，萝贝苗一把（去根）。（萝贝苗又名山葡萄。）

用法：生姜作引，水煎服。

【审查意见】本方是否有效，尚待试验。

（6）关节痛第六方

主治：通风走注，骨节疼痛。

组成：羌活、木通各二钱，忍冬、地骨皮各一钱，大黄、防风各钱半，甘草五分，防己二钱，牛膝钱半，荆芥一钱。

用法：水煎服。

【审查意见】此方有祛风利湿之功，风湿症可用。

（7）关节痛第七方

主治：经络凝滞，骨节疼痛，筋脉挛急，遇阴则疼愈烈。

组成：赤芍、秦艽、川芎、桑寄生、血竭、虎胫骨、五加皮、桂枝、乳香、没药各五钱，木瓜一枚。

用法：好酒煮木瓜，取皮研如泥。再研前药，共和一处，炼蜜为丸，如桐子大。每服三钱，开水送下。

【审查意见】通经活血，强壮筋骨有效。

（8）关节痛第八方

主治：血脉凝滞经络，关节肿痛。

组成：玄胡索三钱（醋炒），当归五钱，肉桂二钱，鳖甲三钱（醋炙），柏子仁二钱，远志二钱（去心）。

用法：黄酒引，水煎，早晚空心服。

【审查意见】促进血行，温通关节，消肿止疼，有效。

10. 痫症

（1）痫症第一方

主治：羊痫风。

组成：川贝母一钱，于术钱半，枳壳一钱，远志一钱，菖蒲一钱，油朴一钱，生军二钱，芒硝一钱，茄南沉一钱，羚羊角五分，生白芍一钱，粉草一钱。

用法：水煎服。

【审查意见】此方有镇静神经、通便、清热、化痰之效，实证可用。

（2）痫症第二方

主治：羊羔风。

组成：川贝三钱，郁金七钱，赤金五张，白矾一两，茯神三钱，远志四钱，菖蒲三钱，海金沙五钱，半夏五钱，朱砂一钱，茯苓三钱，杭白芍三钱，枳壳钱半，寸冬四钱。

用法：上药共为细末，用猪心血沥水为丸，如绿豆大。每服十五丸或二十一丸。

【审查意见】此方功专镇静化痰、清热通窍，可资应用。

（3）痫症第三方

主治：痫症。

治法：用鸡蛋三个，每个鸡蛋用川椒百粒。先将鸡蛋开一小口，将花椒送蛋内，外以纸布包好，煮一小时去皮。于三更天，用开水一碗，送下即愈。

【审查意见】此方是否有效，尚未敢必，姑存待试。

（4）痫症第四方

狂疯一扫散

组成：犀角一分，羚羊角一分，苦丁香二分，川郁金三分。

用法：共研末，赤小豆煎服。轻者一料，重者两料。

【审查意见】此方清热化痰有效。苦丁香有催吐作用，无痰涎者，以不用为宜。

11. 癫狂症

（1）癫狂症第一方

主治：疯癫（无论远年初起）。

用法：用猪肚一个，内放起码金叶子十张（寻常漆匠贴金用，每张数十文），肚子口用线缝好，煮熟，水不要多，约两汤碗，连肚（汤线须除去）设法使病者服尽，疯癫即霍然而愈。

【审查意见】此镇静剂，用于单纯性之癫狂症或能有效。

（2）癫狂症第二方

主治：癫狂病。

组成：九转胆星五钱，橘红五钱，百花蛇（土炒）钱半，川贝母五钱，镜面砂五钱，大赤金二十五张，真熊胆钱半，乌犀角五钱，本牛黄一钱，珍珠八分，自归尾八钱，茯苓七钱。

用法：共为细末，竹沥作引，开水送下，每服钱半。体虚者，每服一钱，日服三次，服四日大见效；病重者，先吐痰，以苦丁香五钱，云胆矾二钱半，研末冲服后，再服前药。

【审查意见】此方有豁痰祛风、清热镇静之功，可用。

（3）癫狂症第三方

主治：痰迷心窍，言语错乱，嬉笑无常，逾垣上屋，高骂发狂，乱挞不避亲友，羞耻及癫痫等。

用法：用猪心一具，用刀在当中割一小孔。再用冰片、麝香各一分，研末盛内。合口，用稀泥包住，再用干柴火烧热。候冷研末，白滚水送下。

【审查意见】此方有香窜透窍之功。治癫狂痫，是否有效，尚待试验。

（4）癫狂症第四方

主治：惊恐忧戚，喜怒无常，狂颠神乱等症。

组成：牛黄一两，金箔一千两百张（入药内四百张为衣），麝香、龙脑、羚羊角各一两，雄黄三钱，蒲黄二两半，犀角一两五钱。

用法：上药共为细末，蜜丸如桐子大，以金箔为衣。每服钱半至二钱，以黄酒送下。连服六天后，间日再服，约至二十天即愈。

【审查意见】牛黄、金箔镇静，清热，制痰；麝香、龙脑通窍祛痰；羚羊角、犀牛清热镇静；雄黄、蒲黄解毒清热。对于癫狂症可资选用。

（六）循环器病

1. 贫血

（1）贫血第一方

主治：全身贫血，阴虚内热，口干津少，气弱失血者。

组成：全当归五钱，大生、熟地各五钱，西洋参三钱，生白芍三钱，女贞子三钱，五味子一钱，川芎一钱，天、麦冬各三钱，侧柏叶三钱，阿胶三钱，大麻仁二钱，炙草一钱。

用法：水煎服。

【审查意见】此方有滋阴活血之功效，可用。

（2）贫血第二方

主治：病发时晕倒在地，人事不省，面白呈贫血状态，脉象细弱。

组成：双钩藤三钱（盐水炒），地龙钱半，白僵蚕钱半（炒），白蒺藜三钱，首乌藤五钱，明天麻钱半，蝉衣钱半，白茅根四钱，生地二钱（酒炒），杭白芍四钱，茺蔚子二钱（酒炒），牛膝三钱，酒当归二钱，酒川芎一钱。

用法：水煎服。病发以前服一剂，发后连服二剂，服过五剂可愈。

【审查意见】本方有清热、祛风、补血、健肾、调节神经等功效，可用。

（3）贫血第三方

主治：贫血，心血衰弱，心脏跳动，心烦意乱，时时发燥，失眠等症。

组成：甘枸杞三钱，大麦冬二钱，莲子心钱半，朱砂一分，茯苓三钱，柏子仁三钱，龙眼肉三钱，石决明二钱，生牡蛎二钱，白云苓三钱，熟枣仁二钱，知母二钱。

用法：水煎服。

【审查意见】此方滋阴潜阳，生津养液，血虚失眠用之相宜。

（4）贫血第四方

主治：脑贫血。

组成：鹿茸五分，黄芪五钱，全当归一两，川芎五钱，野台参五钱。

用法：水煎，温服。

【审查意见】有补血壮阳之效，气血虚弱、阳气衰微者可用，内热者不宜。

（5）贫血第五方

主治：年久吐血，贫血，各种痨症，小儿急慢惊风，妇人产后诸疾患。

用法：猴枣一味，研末，每服二三分，开水送下。

【附猴枣说明】

①来历　此药乃太谷县鹤山堂医士白玉山受友讬嘱，由南洋寄回，因该友病故，未经试用，故存藏之。

②产地　南洋婆罗洲等地产之。

③类属　为猴类，因南洋为产猴之区，生番（地名）之地多宰猴而食其肉，每有从猴肠内发现此药者。

④性味　未详

⑤形状　似马铃薯，大如核桃，为暗黄色，其形状大小不等。

⑥价值　约重六七钱者，值洋在百元以上。

⑦功效　治远年吐血；治各种虚痨；治小儿急慢惊风；治妇人产后各疾患。

⑧作用　未详。

⑨函索地址　南洋婆罗洲泗水叶元泰大药房叶元辉。

【审查意见】猴枣治惊痫病甚有卓效，但其价值既贵，其药又不易得，诚憾事耳。

2. 水肿

（1）水肿第一方

主治：水肿

组成：淮山药三钱，砂仁一钱，木香一钱，云苓三钱，鸡内金二钱，沉香一钱，槟榔二钱，泽泻三钱，炒麦芽三钱，白术三钱，广皮钱半。

用法：水煎，空心服。

【审查意见】治水肿初起，健脾，消食，利水有效。

(2) 水肿第二方

主治：水肿小便不利。

组成：麻黄一钱，羌活钱半，淮山药五钱，白术三钱，砂仁一钱，木通二钱，木香一钱，瞿麦二钱，牛膝二钱，茯苓皮三钱。

用法：水、酒各半煎，食前空心服。

【审查意见】方中麻黄宣肺利尿，定喘解肌；羌活、牛膝祛湿宣散；山药、白术健脾益胃；木香、砂仁行气消食；木通、瞿麦、茯苓皮等利尿消炎。对于肾脏性水肿可以有效。

(3) 水肿第三方

主治：水肿。

组成：牵牛二钱，麻黄一钱，淮山药八钱，白术五钱，茯苓皮五钱，大蒜头五钱，丝瓜络二钱，赤小豆皮三钱。

用法：水煎，食前空心服。

【审查意见】此方牵牛破水力猛；大蒜利尿力强；丝瓜络、赤豆皮宣络消炎。故本方健脾驱水之力较前方著，惟宜慎用。

(4) 水肿第四方

主治：水肿。

组成：紫苏叶二钱，防风二钱，陈皮二钱，大腹皮三钱，泽泻二钱，白蔻花钱半，川朴二钱，茯苓皮三钱，猪苓二钱，车前子三钱，蒜头一两。

用法：酒一杯冲入药内，水煎，食前空心服。

【审查意见】此方乃五皮饮加减，宣散利水，对于表在性之水肿，有开达肌腠、疏泄水道之功。

(5) 水肿第五方

主治：全身水肿。

组成：冬瓜一个，赤小豆。

用法：每服三钱，冬瓜子煎汤送下，以消为度。将冬瓜切顶去瓤，用赤小豆填满，盖口，以泥纸糊糠，火煨熟，切片焙干，同豆研末，水和为丸。

【审查意见】按：冬瓜、赤小豆有清热利尿之功，水肿病可用。

（6）水肿第六方

主治：水肿，腿脚膝皆肿，但不过脐，手压下随起。

组成：大戟一两，芫花一两，甘遂一两，槟榔一两，巴豆三十粒（去油），广木香七钱，商陆七钱，川厚朴七钱，泽泻八钱，川军一两，桑白皮五钱，大腹皮六钱。

用法：共为细末，麦糊为丸，如梧桐子大。空心每服十粒，忌盐百天，一服得快利者，止后服。

【审查意见】通行方，有逐水、通便、消胀之效，实证可用。

（7）水肿第七方

主治：水臌。

组成：甘遂一钱二分，神曲五分。

用法：共为末，依后法配合之。虚人用巴豆一粒，法用荞麦面加前药末做成饼子，柴火煨熟，复为细末，入白面作成面片。次以商陆三钱，巴豆二粒（去壳），古月一钱，水一碗半，放砂锅内煎至一碗，去渣再入铁锅内，入前面片煮熟食之，其商陆汤任意服之，须忌盐、酱。

【审查意见】此《寿世保元》之方，用甘遂去水消胀，神麦消食行气，商陆通便消臌，古月下气温中，巴豆逐水通下，以治水臌属实证者，可以生效。

（8）水肿第八方

主治：水臌。

一、内科

组成：猪肚子三个，独头蒜一头，车前子一两五钱，川军片一两。

用法：将车前子、川军片装一布袋内，与猪肚子、蒜用水同煎一处，煮熟温服，同肚子一并服之。

【审查意见】本方利尿，破水，健脾有效，治水臌症可用。

(9) 水肿第九方

主治：水臌。

治法：用冬瓜切片，连籽、连瓤、连皮同煮熟，独吃冬瓜，以饱为度，勿放盐料及调料，吃至大小便通利即是见效。

【审查意见】按：冬瓜可以利尿，清热，祛湿，故治水臌有效，但虚者不宜用。

(10) 水肿第十方

主治：遍身浮肿，疼不可忍。

治法：用已出籽之萝卜、浮小麦各等分，浸汤饮之。

【审查意见】此乡间通行方，药性平和，可以采用。

(11) 水肿第十一方

主治：水臌。

组成：云苓块三钱，木通片二钱，滑石粉二钱，炒瞿麦钱半，泽泻片钱半，灯心五十。

用法：水煎，空心温服，四五剂可愈。

【审查意见】本方有泻火利水之功，单纯性水肿、小便不利者，可用。

(12) 水肿第十二方

主治：水臌。

组成：大戟、芫花、甘遂、二丑、防己、木香、神曲、葶苈子各四钱。

用法：以上八味，共为细面。每服五分，姜水送下，日服三次，食前服。

【审查意见】此方用治水臌虽有功效，但虚弱者忌服。

（13）水肿第十三方

主治：水臌。

组成：大戟八钱，红枣一升。

用法：用砂锅，将枣放砂锅内，将大戟铺覆枣上，用河流水将大枣煮熟。去大戟，但用枣，随便吃完，食后，吃淡饭一月，即不复发矣。

【审查意见】此方乃李时珍《本草纲目》治水臌之方，有逐水利尿之功，可供应用。

3. 瘀血

（1）瘀血第一方

主治：跌扑伤损，瘀血在内

组成：刘寄奴、玄胡索各五钱，苏木四钱，大黄三钱，当归二钱。

用法：水三盅，煎七分，入黄酒半盅，服之。

【审查意见】破血散气，止痛消肿有效。

4. 努伤

（1）活血止努伤

主治：努伤。

组成：当归三钱半，续断二钱，桃仁二钱，甘草一钱半，生白芍二钱，竹茹二钱，丹皮二钱，生地二钱半，藕节二钱。

用法：如咳嗽加紫菀一钱半，阿胶一钱半，水三盅，煎七分，空心温服。

【审查意见】有活血行瘀之效。

（2）努伤第二方

主治：努伤

组成：陈皮五钱，青皮五钱，槟榔五钱，香附五钱，当归七钱，白芷七钱，厚朴四钱，五味子一钱，神曲四钱，麦芽四钱，山楂四钱，枳壳三钱，官桂三钱。

用法：以上共研细末，每服一钱，黄酒作引，开水冲服，饭后临卧时服之。

【审查意见】本方有和血、顺气、消瘀等效，凡努伤、胸部刺痛、饮食减少、呼吸时疼痛者宜之。

（七）泌尿器病

1. 小便不通

（1）小便不通第一方

主治：小便不通

组成：地龙粪、朴硝各等分。

用法：水和，敷脐下即通。

【审查意见】此方清热利水有效。

（2）小便不通第二方

主治：小便闭。

组成：大黄三钱，木通二钱，车前子二钱（另包），瞿麦二钱，萹蓄二钱，滑石二钱，甘草一钱。

用法：水煎服。此方服后，再用麝香五厘，甘遂一钱，研二味，填入脐内。以上布鞋底热熨，再用甘草梢一撮，煎汤温服。

【审查意见】此方通便、利尿、清热有效，再以麝香、甘遂纳于脐中，用鞋底热熨，如此内外兼治，奏效较速。

（3）小便不通第三方

主治：小便不通。

治法：先以艾壮置脐下两旁，各距寸半，各灸十四壮，后服下方即愈。

组成：白术钱半，泽泻钱半，猪苓二钱，木通二钱，郁金一钱，栀子一钱，生地一钱，瞿麦钱半，萹蓄钱半，车前子钱半（另包），黄芩一钱，粉草一钱，石苇二钱。

用法：水煎服。

【审查意见】此方有清热利尿之功，可用。

(4) 小便不通第四方

主治：小便不通。

组成：大青盐或海盐、老葱胡、鲜生姜各一两五钱。

用法：共捣如泥，搽小肚下，即能见效。

【审查意见】本方用于小便不通，因寒气滞塞者有效。

(5) 小便不通第五方

主治：小便不通。

组成：怀牛膝五钱，生蒲黄三钱，连翘二钱，广木香五分，通草一钱，金银花二钱，玄胡索三钱，泽兰二钱，细辛三分。

用法：水煎服。

【审查意见】本方有行血、解毒、清热之功，实热证可用。

2. 尿血症

(1) 尿血症第一方

主治：小便尿血。

组成：用槐花（炒）、郁金各一两。

用法：为末，每服二钱立效。

【审查意见】本方有凉血、止血之效。

(2) 尿血症第二方

主治：尿血。

组成：当归四钱，生芪五钱，猪苓三钱，云苓三钱，草梢三钱,泽泻三钱,瞿麦五钱,萹蓄三钱,石苇三钱,海金沙三钱,凤眼草三钱。

用法:水煎服。

【审查意见】本方治血淋较为相宜,对于尿血症效力不确。

3. 消渴症

(1)中消丸

主治:消渴症(糖尿症)。

组成:鸦片一钱,桂附八味地黄丸干末四两。

用法:共研细末和匀,稀面糊为丸,如桐子大。一日服两次,每次服一钱,食前空心开水下。五日后渐渐增量至一日服四次,五日后复渐次减至一日二次,半个月将药服完即愈。

【审查意见】本方对于虚火上炎之消渴症,有潜阳滋阴之效。

4. 肾脏肿痛

(1)肾脏肿痛第一方

主治:肾脏肿痛,小便不利。

组成:龙胆草二钱,金连翘二钱,生地黄钱半,泽泻片钱半,车前子钱半,东木通二钱半,川黄芩三钱,川黄连一钱,焦栀子二钱,全当归二钱半,川军片三钱,粉甘草一钱。

用法:水煎服。轻者一剂,重者两剂。

【审查意见】此方对于肾脏充血,有清热利尿、凉血活血之功。

(八)生殖器病

1. 阳胀

(1)甘草梢汤

主治:阳物胀。

组成：甘草梢二钱，小黑豆半斤。

用法：二味煎浓汤服下，一剂即愈。

【审查意见】此方主治阳物胀，按药品审查之，恐因中毒所致，盖甘草、黑豆均具解毒之功，故用之即能奏效耳。

2. 阳痿

（1）阳痿第一方

主治：男子阳痿早泄，举而不坚，交而易泄。

组成：山萸肉二钱，生龙骨二钱，鹿角霜二钱，白茯苓二钱，麝香二分，甘杞子二钱。

用法：各研细末，和匀，蜜丸桐子大。每服二十丸，约重五六分，食前空心黄酒送下。服二三日有效，服完一料即见大效。

【审查意见】阳痿一症，属于先天者，无治愈之可能；年老者为生理的衰弱，亦无治愈之希望。唯在青年阳痿者，或因神经衰弱，或因房事过度。若是者，一方面可以寡欲清心静养，一方面内服滋补及兴奋之品，或可恢复原状。本方为壮肾补血专剂，但须加人参、附片，较为妥善。

（2）阳痿第二方

主治：阳痿。

组成：冬季麻雀卵十个，核桃肉二两。

用法：先捣核桃肉如泥，再将雀卵打破和匀，加白面适量，做成饼蒸熟，每饼重一两。日食一饼，空心用。

【审查意见】麻雀卵含有脂肪、蛋白质等，与鸡蛋营养之功用稍同；核桃肉有滋补肾脏机能之功。故此方可治阳痿。唯须日日服之，用过百天后，方能见效。更须切忌房事。

3. 遗精

（1）遗精第一方

主治：遗精。

组成：麦冬三钱，莲子心二钱，莲须二钱，青龙骨二钱，朱砂五分，石决明钱半，灯心草二十寸。

用法：水煎服。

【审查意见】此方有清心涩精之效，可用。

(2) 保真膏

主治：遗精梦交，心胃分痛，筋骨疼痛，虚寒腹痛，哮喘痰嗽，腰腿疼痛等。

组成：淫羊藿（去齿，醋炙）一两，锁阳（酥浸）一两，金樱子（去肉、毛）一两，阳起石（煨红）二钱半，甘遂一两，大附子（童便浸，去皮，焙干）二钱半，杜仲（酥盐浸炒）二钱半，石燕（火煅，醋淬）二钱半，蚯蚓一条，蛤蚧（炙黄）一个，长头发一两，净麻油二斤四两。

用法：以上连油十二味，同入瓷器，入封固，浸三日，再入铜锅内，用火熬至药料焦枯，将药料取出，仅留油在锅内。用净黄蜡一两，台麝仁五钱，研极细末，先将蜡与麝化合一处，俟油滚沸，入油内，再将黄丹徐徐下之，急用木棍搅匀。约下黄丹十两余，膏即熬成，每绫一块，摊膏五钱。但此药有毒，不可入口，慎之慎之。

飞黄丹十一两候用，红绫一定剪成三寸之方候用。

心胃分痛贴中脘穴；筋骨疼痛贴膏肓穴；遗精、梦交贴下脘穴；虚喘、痰嗽贴肺俞穴；虚寒腹痛贴脐下；腰腿疼痛贴命门穴。每贴用一次，约半月即换之，连贴三月。若男女不育，由于下元虚惫者，先用鲜姜将贴处搽之，女贴气海穴，男贴命门穴，连贴六次，即受胎，禁忌劳心。

【审查意见】此方有散寒止痛、壮肾兴阳之效，可供应用。

(3) 遗精第三方

主治：遗精脊酸，腰坠难伸。

组成：熟地二两，牡蛎六钱，龙骨六钱，远志一两半，五味子八钱，茯神一两，芡实一两，山药二两，羊脊髓二副（置新瓦上焙干），鹿角胶五钱，枸杞子五钱，巴戟五钱，建莲子一两，川黄连八钱。

用法：以上各药共研细末，赤糖和为丸，如桐子大。每服三钱，早晚空心，以盐汤送下，一料服完即愈。

【审查意见】此方滋补肾脏，固摄精囊之专剂，可资应用。

（4）遗精第四方

主治：五劳七伤，男子遗精白浊，女子赤白带下。

组成：当归身五钱，川芎二钱，制香附八分，祁艾二分，阿胶二钱，焦于术三钱，云苓三钱，玄胡索三分，九蒸地五钱，炙甘草一钱。

用法：水煎，温服。

【审查意见】有填精补血之效。

（5）缩精神效汤

主治：无梦滑精。

组成：开洋米五钱，煅牡蛎二钱，煅龙骨二钱，缩砂仁二钱，高丽参三钱，附片五分，大枣三枚（去核）。

用法：水煎服。三剂见轻，五剂痊愈。禁忌用一切冷物。

【审查意见】虚寒证用之有效。

（6）遗精第六方

主治：梦遗。

组成：莲须、石莲肉、芡实、枸杞子各十两。

用法：上共为细末，再以金樱子三斤（去毛子，水淘清），入大锅内，水煎，滤过再煎。用饴糖和匀前药，丸如桐子大。每服四十丸，开水送下。

【审查意见】本方对于肾虚遗精有补涩之功。

(7) 牡蛎蒺藜汤

主治：遗精。

组成：煅牡蛎一两，沙苑蒺藜五钱。（小便短促者加琥珀二钱，茯苓二钱，泽泻二钱，通草二钱，地黄三钱。）

用法：煎汤，临寝服。

【审查意见】补肾涩精之专剂，可用。

(8) 遗精第八方

主治：遗精。

组成：焦白术三两，粉芡实二两，益智仁三两。

用法：核桃荚为引，水煎服，二剂即愈。

【审查意见】此方固精添髓，补肾健脾，虚证可用。

(9) 兔脑再造丸

主治：遗精早泄，健忘思迟。

组成：人参四钱，苁蓉二钱（漂淡），远志一钱，益智仁钱半，熟地四钱，水獭肝一钱（后下），枣仁二钱，琥珀二钱（水飞），杭芍钱半，于术钱半，云苓三钱，当归头二钱，麦冬钱半，天冬钱半，兔脑一具（后下），菖蒲八分（后下）。

用法：各药研极细末后，再加入兔脑、獭肝、菖蒲等药，炼蜜为丸桐子大。每日服三次，每次服六粒，开水送下。重者于临卧时再服一次，孕妇忌服，十六岁以内者减半服之。

【审查意见】此方有补肾气、壮筋骨、强脑力之作用。

4. 睾丸肿痛

(1) 睾丸肿痛第一方

主治：睾丸肿痛。

组成：苏叶五钱，明雄二钱，明矾二钱，樟脑一钱。

用法：共研末，以醋调敷，有奇效。

【审查意见】按睾丸肿痛其原因不一：有梅毒性者，有受化学刺激者，有皮肤受湿及疝气肿痛者。普通睾丸肿痛多指疝气而言。此方有燥湿、消肿、收敛之功，由于受湿或疝气者可用。

二、妇科

（一）月经病

1. 调经续嗣丸

主治：月经不调。

组成：朱血竭一两，巴豆二两（去皮），真朱砂一两。

用法：共为细末，醋和白面糊为丸，如麻子大。体壮者每服四丸，弱者减半。用南红花五分，砂锅微炒研末，黄酒冲起，服送丸药。未服药前二小时，先用炒白芍五钱，水煎服后，再服丸剂。

【审查意见】体质壮实，有瘀滞者可用，虚弱者切忌之。

2. 剪红饮

主治：月水不断。

组成：侧柏叶一两，白芍五钱。

用法：黄酒煎服。

【审查意见】此种止血剂只可暂用一时，事后仍当细察病源，施以根治安善之法。

3. 月经病第三方

主治：经闭不通，脐腹疼痛，身发寒热。

组成：绵纹川军半斤（用好醋浸一日，再入童便浸一日，晒干），当归四两，川芎三两，白芍二两，生地二两，肉桂一两，厚朴一两五钱，枳壳二两，黄芩五钱，苏木一两，红花一两，玄胡索二两。

用法：共为细末，米醋糊为丸，如绿豆大。每服二三十丸。

【审查意见】凡由瘀滞酿成是病者，用本方有活血、破瘀、导滞之力。

4. 月经病第四方

主治：年老经水复行。

组成：当归三钱，川芎三钱，杭芍二钱，九地二钱，牡蛎二钱，地榆三钱，柴胡钱半（醋炒），山萸二钱，山药二钱，丹皮二钱。

用法：水煎服。

【审查意见】此方有补血、活血、清热、舒郁之效，内有郁火者可用。

5. 乌鸡白凤丸

主治：血虚经水不调，妇人百样虚症。

组成：乌骨白毛鸡（公、母各一只，每只约重二斤之谱），猪脊髓一条，羊脊髓一条，熟地一两，香附四两，当归身一斤，川芎四两。

用法：将鸡去毛、肠，同上药加陈酒六碗，童便三碗，放鸡肚内，用铜锅封好。石柱隔水煮极烂，将汤煮完，取鸡肉焙干，鸡骨炙酥，共研极细末。再加老山参八两，口芪八两，制玄胡索八两，黄毛茸八两，白茯苓四两，丹皮三两，炒白芍四两，炒白术五两，藏红花二两，各研细末，与前药和匀，炼蜜为丸，如龙眼大。每服一钱，西洋参煎汤送下，早晚各一服，忌生冷食物。

【审查意见】此系古方，有滋补强壮之力，可备应用。

6. 痛经丸

主治：妇人月经不通，骨蒸潮热。

组成：益母草四两，青蒿四两，桃枝二两，柳枝二两。

用法：以上四味共合一处，水煎成膏。次入：

柴胡五钱，赤芍三钱，犀角一钱，天灵盖四钱，广木香二钱，甘草钱半，龟甲三钱，桃仁三钱，朱砂二钱，麝香五分。共研细面,同煎膏,捣一处为丸,绿豆大。每服三十丸,空心,童便送下。

【审查意见】此方对于阴虚、骨蒸、发热、经闭者,有清热活血之功,可用。

7. 消痞化积丸

主治:腹内积滞疼痛,月经不调。

组成:五灵脂、代赭石、巴豆霜各等分。

用法:醋煅为末,面糊成丸,如桐子大。大人一次服二十丸,小儿五七丸,空心开水送下。

【审查意见】有行血、镇坠、破积之效。惟体质虚弱者忌用。

8. 月经病第八方

主治:妇人胎产后经水不调。

组成:广木香钱半,草果钱半,焦楂三钱,槟榔二钱,三棱一钱,莪术一钱半,川贝母二钱,黄芩二钱半,茯苓三钱,枳壳一钱,香附二钱,藿香二钱,官桂钱半,车前子二钱。

用法:水煎,空心服。

【审查意见】此方有消积破瘀、疏通凝滞、消食化痰之功。

9. 月经病第九方

主治:妇女不孕,子宫虚寒,月经不调,白带不止。

组成:当归七钱,酒白芍六钱,红花饼二钱半,菟丝饼六钱,紫蔻米三钱,真沉香二钱半,大腹皮六钱,莱菔子六钱,五灵脂六钱,蒲黄五钱,鹿胶珠五钱,炙龟板五钱,炒蕲艾五钱,盐吴萸六钱,山萸肉六钱,黑杜仲五钱,姜炭四钱,佛手片六钱,茅苍术五钱,紫油桂五钱,苏木三钱,盐茴香一两,盐益智五钱,蒸黄精一两,茯苓五钱,炙草二钱。

用法：共为细末，炼蜜为丸，如绿豆大。每服三四钱，黄酒、赤糖送服。

【审查意见】此方通经散寒，补血活血，用于子宫虚寒症可以取效。

10. 月经病第十方

主治：妇女经闭不调，产后诸病及干血劳，虚寒腹痛，不思饮食等症。

组成：猪毛炭三两，血竭花五钱，乳香五钱，没药五钱，儿茶五钱，广木香三钱，黄丹一斤（微炒）。

用法：上药用生桐油一斤，小磨香油一斤，并槐花枝熬膏贴之。

【审查意见】有止痛、行瘀、活血之效。

11. 月经病第十一方

主治：女子经闭，少腹时痛。

组成：桂枝二钱，琥珀一钱，当归三钱，赤芍三钱，没药二钱，细辛六分，麝香少许，益母草四钱，苏木一钱。

用法：水煎，食后温服。

【审查意见】本方有行血破瘀、通经止痛之功，可用。

12. 温经种子丸

主治：经寒不孕者。

组成：当归身八两（酒洗），肉苁蓉八两（去鳞甲，酒蒸），杜仲八两（盐炒），巴戟八两（乳蒸，盐水、童便各浸二两），菟丝子八两（酒浸，蒸），破故纸六两（酒蒸），沙苑蒺藜八两（酒蒸），白莲须八两（童便拌），怀牛膝六两（酒蒸），淫羊藿四两半（油炒），白云苓四两（乳蒸），干枸杞四两（酒洗），白鱼鳔一斤（切碎，土炮）。

用法：共为细末，炼蜜为丸，如桐子大。每日早晚，用青盐开水送下三钱,或黄酒亦可,男女同服。

【审查意见】此系加味鱼鳔种子丸,为强壮专剂,用于男子精寒肾虚、女子血寒气弱、赤白崩带、经水不调、久不受孕者有效。

13. 至实丹

主治:妇女月经病及胎前、产后百病。

组成:益母草一斤。

用法:采取紫花未放者为佳。研为细末,分作四份,一份用黄酒拌透,蒸一炷香,晒干;一份用童便拌透,蒸一炷香,晒干;一份用陈米醋拌透,蒸一炷香,晒干;一份用生姜自然汁拌透,蒸一炷香,晒干。再加自当归二两五钱,赤芍一两,广木香五钱。共为细末,炼蜜为丸,每丸重一钱半,每服二丸。

服法:妇女月经病,加白术、茯苓煎汤送服;小肠气痛,用炮姜、香附煎汤送服;赤白带下,用白芍、生地煎汤送服;胎前胸闷,不思饮食,用生姜、陈皮煎汤送服;胎前腰痛、下血、胎动,用黄酒送服;临产横生伤胎、死胎不下,用黄酒送服;产后儿枕痛,用黄酒送服;死胎难下,妇人腰腿疼痛,用盐汤送服;产后血迷、不省人事,用炒黑荆芥穗煎汤送服;产后气短,用杏仁煎汤送服;产后惊悸见鬼,加朱砂送服;产后鼻衄出血,用藕根节煎汤化服;产后崩症,出血过多,用当归煎汤送服;产后大便不通,用大麻仁煎汤送服;产后小便不通,用车前子煎汤送服;赤白痢疾,用老米煎汤化服;子宫寒冷不孕,用黄酒送服。

【审查意见】此方主治病症极为繁难,其所用送服药引未能恰合病情处,亦复不少。总之决不能以一方包治百病,是全在临用时,详细诊察,分别增删施治也。

14. 月经病第十四方

主治:妇人久不受孕及经期不调。

组成：炙芪三两，当归二两，炒枣仁二两，炙草一两，于术二两，杜仲二两，香附二两，阿胶珠二两，续断二两，酒黄芩一两，自地四两，丹参钱半，五味子六钱，枸杞二两，血余炭二钱。

用法：共为末，白蜜为丸，朱砂为衣。空心服三钱，白水送下。

【审查意见】此系通经及强壮之剂，虚弱者可用。

15. 暖宫丸

主治：妇人子宫虚冷，久不孕育。

组成：香附米六两（醋煮），艾叶三两，当归三两（酒浸），川芎二两，白芍二两，怀生地一两（酒熬黑），黄芪三两（蜜炒），吴茱萸三两，官桂五钱，续断一两五钱。

用法：共为细末，醋糊为丸，如桐子大。每服五十丸，空心淡盐汤送下，忌食生冷并戒气恼。

【审查意见】活血调经，补气散寒可用。

16. 月经病第十六方

主治：妇人不孕，经血不调。

组成：蛇床子三钱，巴戟二钱，益智二钱，杜仲炭二钱，续断三钱，赤石脂二钱（煅），当归三钱（酒洗），桂心一钱（去粗皮），藁本钱半，枸杞子二钱，玄胡索一钱，丹皮五分。

用法：引用生姜三片，红枣四枚，水煎。每日早晨一服，隔日再服，一月后即孕。

【审查意见】体虚兼寒证者，用之有效。

17. 月经病第十七方

主治：气郁经闭。

组成：茅苍术钱半，制香附一钱，陈皮一钱，川芎一钱，醋柴胡八分，醋青皮八分，广木香五分，桃仁泥一钱，粉丹皮一钱，云苓三钱。

用法：水煎，食前温服。

【审查意见】本方有疏达气机，兼能行瘀活血，可资应用。

18. 月经病第十八方

主治：妇人行经时腹痛。

组成：归尾、川芎、赤芍、丹皮、制香附、玄胡索各一钱，生地、红花各五分，桃仁二十五粒。

用法：水煎，温服。瘦人如有火者，加炒黄连、炒黄芩各一钱；肥人如有痰者，加枳壳、苍术各一钱。

【审查意见】活血行瘀有效，但身体虚弱者忌用。

19. 月经病第十九方

主治：妇人气郁不舒及月经不调。

组成：玫瑰花五十朵（去心蒂），厚朴花二十朵，制香附五钱。

用法：水煎，浓汁去渣，另用白冰糖半斤熬成膏，与药汁和匀。每用三钱，以开水溶化服之。

【审查意见】有活血舒郁之功，可备应用。

20. 保康止带丸

主治：调经，止带，种子。

组成：大地熟四两，当归四两，香附四两，远志二两，川芎二两，海螵蛸二两，酒白芍二两，椿根皮二两，黄芪二两，牡蛎三钱，山药三两，焦白术二两。

用法：共为细末，白蜜为丸。每日早晚各服三钱，用红糖水送下。

【审查意见】此方有活血、强心、补气、止带之功。

21. 月经病第二十一方

主治：妇人、室女心腹疼痛，月经不调及一切气血之症。

组成：延胡索钱半，蒲黄钱半，姜黄钱半，当归钱半，乳香一钱，木香一钱，肉桂一钱，没药一钱，甘草五分。

用法：引用生姜三片，水煎，温服。

【审查意见】此方行瘀、散寒、定痛，可资应用。

22. 月经病第二十二方

主治：妇人天癸过多，肢面微肿症。

组成：雄乌骨鸡一只（洗净，用青蒿汤、童便各半，酒、醋各一盏同煮。拆碎，连骨炙脆，研末用），白芍二两，麦冬二两，青蒿四两。

用法：先将各药煎浓去渣，再将乌骨鸡末放入药汤内熬成膏。空心黄酒送下二钱。

【审查意见】此方有补虚退热之功，阴虚之月经过多症可用。若加入阿胶、地榆炭，其效更佳。

23. 中将汤

主治：妇女经脉不调，小腹疼痛。

组成：延胡索三钱（醋炒），当归六钱，官桂二钱，丁香二钱，山楂核三钱（醋炒），川郁金二钱（醋炒），沙参四钱，续断三钱（酒炒），肉蔻三钱（赤石脂炒后，去赤石脂不用），怀牛膝三钱。

用法：共研粗末，分为三剂。每用一剂，开水浸盖碗内约半小时，将汤饮下，如此浸服二次。至第三次，用水煎服，每日用一剂。

【审查意见】此方有通经活血、散寒疏滞之效。应用于寒滞凝结、小腹疼痛之经闭症，确有殊效。

24. 定坤丹

主治：妇女气血衰弱，阴阳不和，经水失调，精神不振，一切血崩、血漏，产后产前诸虚百损，五劳七伤等

二、妇科

组成：黄毛茸五两，高丽参三两，于术三两，九蒸熟地十两，天字苓钱半，炙草五钱，乌药五钱，阿胶二两，牛膝三钱，归身十两，川芎三钱，香附七钱，枸杞三钱，益母草五钱，鹿角霜五钱，砂仁三钱，细辛三钱，黄芩三钱，杜仲四钱，红花五钱，玄胡索五钱，银柴胡五钱，姜炭四钱，三七二两半，五灵脂五钱，肉桂五钱，鸡血藤二两半（蒸），白芍一两。

用法：上各研末，蜜丸，每丸重三钱，赤金为衣。每服半丸或一丸，一日三服，黄酒送下。

【订正炮制】黄茸（陈醋炮制），于术（土炮制），九熟地（黄酒炮制），天字苓（人乳炮制），炙草（蜂蜜炮制），归身（陈醋炮制），川芎（生姜炮制），香附（陈醋、黄酒炮制），益母草（陈醋炮制），砂仁（盐炮制），黄芩（黄酒炮制），玄胡索（陈醋、黄酒炮制），柴胡（陈醋炮制），白芍（黄酒炮制）。

【订正服法】经候愆期、脐腹疼痛，当归乳香汤下；子宫虚冷，久不孕育，黄酒化下；腹中结块，经水不通，红花汤下；阴虚火盛，骨蒸潮热，开水下；血晕血脱，不省人事，黄酒、童便下；湿热相搏，赤白带下，木通、莲须下；横生逆产，胎衣不下，人参汤服；精神疲倦，干血痨瘵，开水下；胎前产后诸症，黄酒、童便服；血崩唾衄，一切失血，童便化服。

【审查意见】此方补气补血，调经散寒确有功效。凡妇女月经不调、寒湿凝滞者用之相宜。

25. 拾制保坤活血丸

主治：妇女诸虚百损，骨蒸痨热，经水不调，赤白带下及干血痨。

组成：归身二两（酒洗），白芍二两（酒洗），条芩二两（酒炒），麦冬二两三钱（去心），川芎一两五钱，白术一两（土炒），橘红一两，大枣一两（炒），云苓一两（人乳拌炒），炙草一两，砂仁二两（姜汁炒），益母草一两（酒炒），真艾叶二两（酒炒），真阿胶珠二两，玄胡索七钱五分（醋炒），米一撮（醋拌，蒸熟捻成饼，晒干）。

用法：用净南香附十两，分作十份。一份碗盛，用莱菔子一两捣烂，加水浸透，炒干，去莱菔子不用；一份用益智、生栀子、小茴香各一两，制法如前；一份以人乳浸透晒干；一份陈醋浸透炒干；一份盐水浸，炒干；一份童便制；一份姜汁制；一份好酒制。各药浸法：春四、夏三、秋五、冬七日方能浸透。以上共研细末，和蜜为丸，如桐子大。每服三钱，早用米饮，晚用黄酒送下。

【审查意见】此方有补虚行气之效，凡虚损气闷，以及经水不调之症，皆可用之。

26. 月经病第二十六方

主治：女子行经肚疼，赤白带下，胎寒不孕，寒气上涌。

组成：白信石、硫黄、黄腊各一两。

用法：研末，以腊为丸，如米粒大。每服七粒，每一星期用一服，三五次后准能见效。

【审查意见】功效确否，尚待试验。

27. 月经病第二十七方

主治：妇女经来腹疼。

组成：生酒芍五钱，当归三钱，川芎钱半，银柴胡钱半，茅术二钱，茯苓三钱，青皮钱半，炒香附二钱，原红花钱半，苏木钱半，粉草钱半，广木香一钱，桂枝尖钱半，炒玄胡索钱半，生姜三片，大枣三枚（去核）。

用法：每遇经期前五日，连服三剂，如此三次即愈。

【审查意见】此方宣郁通经有效，可用。

28. 黄龙丸

主治：经血不调。

组成：三棱钱半，莪术钱半，青皮钱半，半夏钱半，巴豆一钱，红花二钱，广木香七分，丁香七分，乌药五钱，甘草五分，陈皮一钱，川黄连二钱。

用法：共研细末，面糊为丸，如绿豆大。每服十丸，开水送下。

【审查意见】此方有消导通滞、顺气之功，用治血行瘀滞之经脉不调症有效，再加活血之品尤妙。

（二）带下

1. 溯源汤

主治：赤白带下不止。

组成：党参二钱，焦术钱半，升麻五分，柴胡钱半，炙芪二钱，陈皮二钱，官桂八分，干姜一钱（炒），阿胶珠三钱，地榆三钱（炒），当归二钱半（酒洗）。

【审查意见】此方有补气、升提、温化、制秘之功，对于气弱下陷，寒淫蕴遏之白带症有效。

2. 带下第二方

主治：妇女白带，淋沥不已。

组成：阿胶珠、牡蛎、茯神、杞子、菟丝子、白芍、杜仲、续断、熟地、山药、当归各等分。

用法：蜜丸梧桐子大，每服五十丸，开水送下。

【审查意见】久病体弱者可用，以其有补益收涩之效也。

3. 带下第三方

主治：妇女久带不止，气血虚损及子宫寒冷等症。

组成：黄毛茸一钱，石柱参八钱，川芎三钱，当归五钱，大口芪五钱，乌鸡藤膏八钱，真贡胶八钱，天字苓五钱，野于术五钱，贡白芍四钱，五花龙骨五钱，煅牡蛎四钱，山药一两，赤石脂五钱，鹿角霜三钱，红、白鸡冠花各二钱，干姜三钱，白芷二钱，香附八钱，炙草四钱。

用法：上药共为细末，炼蜜为丸，如桐子大。每早空心，用黄酒引，冲服三钱，忌一切生冷。

【审查意见】此方温补固涩之力甚大，对于原方主治病症，尚属符合可用。

4. 带下第四方

主治：妇女白带症。

组成：白术四钱（土炒），车前子三钱，茯苓三钱，山药五钱（麸炒），扁豆三钱（炮，杵），砂仁一钱（杵），泽泻三钱，茅苍术二钱（米泔浸），煅龙骨三钱（煅），甘草二钱（蜜炙）。

用法：水煎服。

【审查意见】此方有燥湿、制泌、利尿、化寒之功，用于湿寒证之白带，必能取效。

5. 坤道如意丹

主治：妇女赤白带下，腰疼耳鸣，子宫寒冷，小腹作痛，恶心、吐逆等症。

组成：九熟地二钱，自当归一两，贡阿胶一两，川续断八钱，香白芷五钱，川朴根五钱，炒小茴八钱，吴茱萸八钱，粉丹皮一两，云茯苓一两，苁蓉肉八钱，干姜片三钱，制附子四钱，香附米一两，广砂仁四钱，老广皮五钱，白芍一两，益母草二两，黑艾一两，白术八钱，蒲黄一两（炒），黄芪二两，山萸肉一两，川芎八钱，甘草一两。

用法：以上共为细末，炼蜜为丸，如梧桐子大。每服三钱，空心黄酒送下，忌一切生冷之物。

【审查意见】此方宜于带久虚寒之患者，若体质壮者忌服。

6. 带下第六方

主治：带下。

组成：椿根皮一钱，苏芡实、建连肉各五钱，车前子、川草薢各三钱。

用法：水煎服，三五剂后即有效。

【审查意见】此方有健脾祛湿之效，可用。

7. 带下第七方主治：白带。

组成：桑寄生五钱，益智仁三钱，黄柏二钱，芍药二钱，生地黄三钱，小茴香一钱，甘草一钱，续断三钱，山药五钱。

用法：水煎服，三剂立止。

【审查意见】有燥湿渗水之效，湿寒证可用。

8. 止带如神汤

主治：五带均治。

组成：大熟地一两，山萸肉四钱，炒山药四钱，云苓三钱，泽泻三钱，丹皮二钱，薏米五钱，红枣二十枚，白果十枚。

用法：每日一剂，小黑豆一合，煎水二碗，头剂用一碗，二剂用一碗，空心温服。

【审查意见】此方健脾渗湿有效，带下病无瘀热者可用。

9. 带下第九方

主治：妇女白带。

组成：白果仁二十个，黑豆二合，红枣二十个。

用法：水煎服。

【审查意见】湿浊凝滞之白带用之较宜。

（三）血崩

1. 血崩第一方

主治：妇人血崩症。

组成：当归一两（酒炒），白芍六钱（醋炒），生口芪八钱，熟地七钱，丹皮一钱，桑叶十四片，汉三七一钱，棕皮炭五钱，黑黄芩二钱，黑芥穗钱半。

用法：水煎服。

【审查意见】有补气止血之功，可用。

2. 血崩第二方

主治：妇人崩血不止。

组成：大蓟五钱。

用法：水煎，食前服，日二次。

又方：棕皮炭三钱，开水冲服，日三次。

【审查意见】以上二则皆系止血单方，对于单纯性之子宫出血症，当可试用。

3. 血崩第三方

主治：妇人下血，日久不止。

组成：黑黄芩三钱，黑黄连三钱，黑黄芪三钱，地榆炭三钱，三七三钱，当归四钱。

用法：水煎，温服。

【审查意见】此方有清热、凉血、益气、止血之效。应用于热邪亢盛、迫血妄行之血崩症有效。

4. 血崩第四方

主治：妇人血崩不止。

组成：全当归三钱（酒洗），生口芪三钱，九熟地四钱，杭白芍三钱（酒炒），煅赤石脂一钱，煅龙骨二钱，莲房炭二钱，棕榈炭三钱，百叶炭三钱，杜仲炭三钱，香附三钱，续断二钱。

用法：童便为引，水煎，温服。

【审查意见】此方有止血补气之功，可用。

5. 血崩第五方

主治：妇人血崩不止。

组成：炙黄芪一两，当归三钱，黑芥穗五钱。

用法：水煎，空心温服。

【审查意见】此系当归补血汤加入黑芥穗一味，对于血崩之虚证可用。

6. 血崩第六方

主治：子宫出血不止，腹内疼痛，有时现昏晕不醒（因血不行太多不能养脑）。

组成：生地炭三钱，潞参二钱，生口芪四钱，银花炭二钱，贡阿胶四钱，自当归四钱，炒山药四钱，棕炭一钱，山楂炭二钱，海螵蛸三钱，茜根一钱，生白芍五钱，血余炭二钱（冲服），炙甘草钱半，炒白术一钱，黑芥穗一钱。

用法：汉三七五分，冲入为引，水煎服。

【审查意见】气血虚弱者，用之有效。

7. 血崩第七方

主治：妇人血崩症。

组成：人参五钱（杆去芦），白术一钱（土炒），茯神三钱，熟地四钱，白芍二钱（麸炒），当归二钱，阿胶四钱，黑地榆三钱，黑蒲黄三钱，五味子二钱（蒸），山萸肉三钱（蒸），黄芪五钱（蜜炙），升麻一钱（蜜炙），甘草一钱（蜜炙）。

用法：水煎，温服。

【审查意见】崩症时久，身体虚弱，心神恍惚不安者，可用。

8. 血崩第八方

主治：年逾五旬，天癸已竭，忽然下血昏迷，水出如珠者。

用法：人参五钱，炙口芪五钱，炙草三钱，川续断四钱，制附子二钱，阿胶三钱，地榆四钱，熟地四钱，酒升麻一钱。

用法：水煎服。

【审查意见】有回阳固脱之效，对证可用。

9. 血崩第九方

主治：妇人血崩症。

组成：高丽参二钱，黑祁艾二钱，黑地榆二钱，炒棕炭三钱，赤芍二钱，粉丹皮二钱，黑槐花二钱半，姜炭钱半，阿胶珠二钱，制香附二钱，远志二钱，枣仁二钱，朱茯神三钱，炙甘草钱半。

用法：黄酒、童便为引，水煎，温服。

【审查意见】此方宜于崩久气血虚弱者。若兼有瘀积者，勿轻投。

10. 血崩第十方

主治：妇人患崩漏及自汗等症。

组成：棕皮灰二钱，血余灰一钱，灶心土五钱，自地五钱，姜炭一钱，阿胶二钱，焦于术三钱，汉三七一钱，自归身三钱，炙草五分。

用法：引用炙麻黄根一钱，浮小麦一撮，南枣七个，水煎内服。

【审查意见】此止血行瘀专剂，可用。

11. 血崩第十一方

主治：妇人血崩血脱。

组成：杏皮炭一两，煅龙骨五钱，高丽参五钱，酒当归片一两。

用法：水煎，温服。

【审查意见】杏皮炭功用不详，姑列以待考证。其余各药有补气、养血、收敛之效，血崩症尚可取用。

12. 血崩第十二方

主治：妇人血崩症。

组成：当归八钱，益母草一两，川芎三钱，三七参三钱，棕炭三钱，炒知母五钱。

用法：引用灯心、竹叶、藕节各三个，水煎服。

【审查意见】有解热止血之效。

13. 血崩第十三方

主治：妇人血崩症。

组成：党参一钱，归身四钱，焦丹皮二钱，赤苓三钱，云苓皮二钱，玉米四钱，黑芥穗钱半，莲肉四钱，芡实四钱，扁豆四钱，香附炭三钱，白术二钱，生地炭三钱，炙草一钱，莲房炭二个，贯众炭三钱。

用法：水煎服。

【审查意见】本方宜用于湿热内遏之血崩。

14. 血崩第十四方

主治：妇人血崩症。

组成：乌鸡一只，紫草一钱。

用法：将紫草装入鸡腹内，以线缝合，用白酒煮熟。去紫草不用，将乌鸡肉及煮鸡之酒分三五次热服。

【审查意见】子宫虚寒之血崩症可用。

15. 止血安神饮

主治：妇人之急性血崩症。

组成：潞参三钱，朱茯神三钱，醋煅牡蛎六钱，赤石脂四钱，禹余粮四钱，真阿胶三钱，归身三钱，伏龙肝三钱，陈棕炭二钱，醋煅陈墨五钱（研细，待汤剂煎成时冲入）。

用法：用清水入上药之前九味，一剂同时分先后煎二次，混合后入陈墨末，再隔水三十分钟，注入小磁茶壶内，频频温饮，忌酒、荤腥。

【审查意见】止血，补气，安神，定志，可用。

16. 血崩第十六方

主治：妇人血崩症。

组成：地榆二钱，生地四钱，白薇五钱，白芍三钱，川连五分，黄芩钱半，莲须一钱，牡蛎二钱，紫草二钱，黄柏二钱，茅根二钱。

用法：脉实大者，加黄连二钱；虚甚者，加炙草、棕榈炭。水煎汤，临卧服。忌一切动作，务使循环机能沉静。

【审查意见】血分有热者，此方可用。

17. 血崩第十七方

主治：妇人血崩。

组成：地榆一两，侧柏叶五钱。

用法：水煎服三四剂。

【审查意见】有收敛止血之效，有热者可用。

18. 血崩第十八方

主治：血崩。

组成：生芪一两，当归三钱，炙升麻三分，地榆炭三钱，阿胶珠二钱，生地炭二钱，三七参一钱，杭白芍二钱，炙草一钱，生姜三片，大枣三枚。

用法：水三碗，煎一碗，临卧温服。

【审查意见】虚证可用。

19. 血崩第十九方

主治：女子血崩。

组成：地榆钱半（焦），黄柏二钱，姜炭八分，白芍二钱，黄连一钱，丹皮二钱，生地三钱，大黄五分，槐花钱半（焦），蒲黄一钱。

用法：水煎，黄酒冲服，二三剂即止。

【审查意见】此方有泻热止血之功，血热妄行之证可用。

20. 血崩第二十方

主治：妇人血崩。

组成：芥穗炭二钱，黑棕炭二钱，当归三钱，川芎钱半，贯众炭钱半，川续断钱半，广皮钱半，川杜仲二钱（炒黑），白芍炭二钱，粉甘草五分，西紫草八分。

用法：童便一盅，荷叶一张为引。

【审查意见】此系古方，有止血之效。

（四）干血痨

1. 干血痨第一方

主治：干血痨。

组成：云母三钱，桃仁二钱，藏红花一钱，血竭八分，䗪虫五分，鸡血藤胶三钱，麝香五厘。

用法：先将云母煮过二时许，去渣，以云母汤再煎各药，熬好，然后放入麝香再煎，一二沸即妥。空心服，连服三四剂便愈。

【审查意见】本方有逐瘀活血之功，可用。

2. 干血痨第二方

主治：干血痨。

组成：血竭、红花各五钱。

用法：研末，入白鸽子腹中煮熟食之，三日用完。

【审查意见】血竭、红花有活血行瘀之功，与鸽肉同食，兼能滋补，干血痨用之，尚属相宜。

3. 干血痨第三方

主治：干血痨。

用法：在临杀猪时，取生猪血一碗，空腹饮之，饮后三旬钟则腹痛，大小便下血而愈，立效。不效再服之。

【审查意见】有推动瘀血之效,可备试用。

(五) 阴挺

1. 阴挺第一方

主治:女人膣内生出如手指样之物(阴挺)。

组成:蛇床子五钱,枯矾五钱,五倍子三钱,雄黄五钱,冰片一钱,麝香五厘。

用法:上药共研为细末,蜜蜡为丸,每丸重四钱,塞入膣内,坐二三日即愈。药即取出,但药须用绸绢包裹,以丝线扎之,送入膣内时,须将丝线留于膣外,以便提取。孕妇忌用。

【审查意见】按:此症如系患部发炎者,本方有收敛消散之功,用之有效。

(六) 阴痒

1. 阴痒第一方

主治:主任膣内生疮,痒痛难忍。

组成:当归三钱,雄黄三钱,黄芩三钱,大黄三钱,川芎三钱,明矾三钱,蛇床子二钱,白芷二钱,大连翘三钱,忍冬花三钱。

用法:水煎浓,去渣用之,温洗患部(以脱脂棉花蘸洗)。

【审查意见】此方宜加花椒、地肤子、地骨皮等药,则功效更捷。

2. 阴痒第二方

主治:妇人膣内痒痛难忍。

组成:当归三钱,川芎二钱,蛇床子二钱,雄黄二钱,明矾钱半,花椒一钱,地肤子二钱,连翘三钱,白芷二钱,地骨皮二钱,于白术五钱,云苓三钱。

用法:水煎,温服,连服两剂。

【审查意见】有活血、败毒、燥湿、止痒之功,可用。

(七)妇人杂症

1. 妇人杂症第一方

主治:妇人瘀血结滞,小腹疼痛。

组成:当归五钱,川芎三钱,桃仁三钱,红花二钱,五灵脂三钱,蕲艾钱半,香附三钱,蒲黄三钱,炮姜一钱。

用法:陈醋一盅为引,水煎,食前空心服。

【审查意见】此系生化汤加减方,有通滞行血之功,可用。

2. 妇人杂症第二方

主治:妇人努伤吐血。

组成:全当归八钱,紫河车三钱,汉三七三钱,制五灵脂四钱。

用法:引用童便一杯,水煎服。

【审查意见】有活血、行瘀、止血之功,可用。

3. 妇人杂症第三方

主治:月经愆期。

组成:白归五钱,川芎三钱,桃仁五分,姜炭五分,炙草五分,川红花五分。

用法:水煎,温服。

加减法:发热,加地骨皮三钱,丹皮钱半,女贞子一钱;食积,加鸡内金二钱,焦楂二钱,建曲二钱。

【审查意见】有活血行瘀之效,月经不调、有瘀滞者可用。

4. 妇人杂症第四方

主治:女子乳往里缩。

用法:先用细绳缚紧乳头,绳之他端垂一秤锤,然后使饮雄猫尿半酒盅,即愈。

【审查意见】此方是否有效，姑存待试。

5. 妇人杂症第五方

主治：妇人前诸病。

组成：当归五钱（酒炒），玄胡索三钱，熟地五钱，砂仁二钱，陈皮三钱，生山栀二钱（酒洗一半，醋炒一半），香附三钱半，益母草一两（酒洗、醋炒各半），炙草一钱，元肉一两五钱，苍术三钱，白芍五钱（酒炒），白术三钱，肉桂二钱（去皮），黄芩二钱，龟胶五钱（酒炒），血竭五钱（蛤粉拌炒）。

用法：共为细末，炼蜜为丸，每丸重三钱。每服一丸，食前开水下。

【服法】调经种子，每日一丸，好酒送下；经水不通，桃仁红花汤送下；经水不调，好酒童便送下；经来先黑，槐花煎汤送下；经来足酸软，杜仲牛膝汤送下；经来先腹痛，台乌白芍送下；赤带，用白鸡冠花泽泻汤送下；白带，用生麻仁汤送下；月经过期，用四物汤送下；每月经行二次，党参白芍地榆汤送下；胎动三、四、五、六月，用桑寄生香附茯苓汤送下；胎动七、八、九、十月，用陈皮好酒汤送下；不思饮食，山楂陈皮汤送下；元气不足，人参黄芪汤送下；胎衣不下，冬瓜汤送下；小便不利，栀子仁汤送下。

【审查意见】有燥湿、活血之效，可用。

6. 妇人杂症第六方

主治：妇人血热症。

组成：鲜茅根一钱，黑地榆一两，血余一两（煅存性）。

用法：水煎服。

【审查意见】本方有凉血、止血之效，可用。

7. 妇人杂症第七方

主治：妇人产后肠痈症。

①薏苡仁汤

组成：薏苡仁三钱，牡丹皮三钱，瓜蒌仁三钱（捣），川芎一钱半，桃仁钱半（捣）。

用法：水煎，空心服。

②加减千金内消散

组成：归尾二钱，赤芍二钱，香白芷一钱，川甲珠钱半（捣），银花钱半，天花粉钱半，瓜蒌仁钱半（捣），皂角刺一钱，川大黄一钱，川贝母一钱，广陈皮一钱，乳香一钱半（炒），没药一钱半（炒），生甘草一钱半。

用法：水煎，空心服，初服觉患处更痛，病家勿须恐惶。

【审查意见】薏苡仁汤有活血行瘀之功。千金内消散有活血疏络、行瘀镇痛之效。可备应用。

三、产科

(一) 小产

1. 小产第一方

主治:胎孕不固,每易小产。

组成:焦于术四两,人参二两,黑杜仲一两五钱,云茯苓一两五钱,真桑寄生一两五钱。

用法:共为细末,加红枣二两,和蜜为丸(小丸)。早晚各服三钱,空心米泔水送下。若有孕三个月后,即能固胎无危。忌用力过度及食辛辣厚味等物。

【审查意见】本方益气固胎,虚证可用。

2. 小产第二方

主治:妇人损伤胎气,腹中疼痛,势将小产。

组成:当归三钱,川芎五分,杭芍三钱,熟地二钱,焦术二钱,条芩一钱,砂仁二钱,生芪二钱,续断二钱,杜仲二钱,炙草一钱。

用法:水煎服。

【审查意见】此方安胎补虚,可资取用。

3. 小产第三方

主治:胎动不安,下血不止,或将流产者。

组成:归身五钱,川芎二钱,白芍三钱,熟地四钱,阿胶三钱,黑艾二钱,川断二钱,酒芩二钱,焦术钱半,杜仲钱半,炙草一钱,大枣五枚。

用法:水煎,空心服二三剂。

【审查意见】体虚血弱者可用。

（二）胞衣不下

1. 胞衣不下第一方

主治：胞衣不下。

组成：花蕊石三钱（煅）。

用法：研为细末，一次服，白水送下。

【审查意见】有破瘀、行血、下胎之功，可用。

（三）难产

1. 难产第一方

主治：难产。

组成：大口芪一两，自归一两，柞木枝一两，川芎片八钱，土龟板六钱，血余鸡蛋大一团（煅灰）。

用法：水煎服。

【审查意见】气血虚弱者，此方可用。

2. 难产第二方

主治：妇人临盆难产。

组成：生芪四两，当归二两，川芎一两，龟板五钱，血余炭一团。

用法：共熬成膏，每服一两，开水冲服或煎服均可。

【审查意见】有补气活血之效，虚弱者可用。

3. 难产第三方

主治：妇人临盆，生产困难。

组成：生芪八钱，高丽参三钱，当归身八钱，杭白芍钱半，炙龟板八钱，白茯神三钱，贡麦冬四钱，南广皮钱半，怀熟地五钱，川芎片钱半，炙甘草钱半。

用法：于未产前，水煎服之。

【审查意见】体质虚寒者可用。

（四）产后瘀血病

1. 和血饮

主治：妇人产后血瘀腹痛。

组成：当归五钱，川芎五钱，蒲黄一两（醋炒），五灵脂一两（醋炒）。

用法：共为细末，开水冲服，每服钱半。

【审查意见】有祛瘀活血之效。

2. 安神汤

主治：妇人产后块痛，妄言妄见。

组成：川芎一钱，柏子仁一钱，当归三钱，茯神二钱，桃仁十四粒，姜炭四分，炙草五分，陈皮四分。

用法：红枣二枚（去核）为引，水煎服。

【审查意见】活血安神，兼能消瘀，可用。

（五）产后血晕

1. 产后血晕第一方

主治：产后血晕。

组成：当归一两，川芎五钱，益母草二钱，荆芥穗二钱（醋炒黑），炙草一钱。

用法：童便半茶盅为引，水煎，温服。

【审查意见】此方有促进血行之效，产后血晕因脑贫血者可用。

2. 产后血晕第二方

主治：妇女产后血迷，不省人事。

用法：生黄芪二两，当归二钱，人参三钱（去），炙草三钱，黑芥穗一钱。

用法：水煎，加童便、黄酒温服。

【审查意见】此方用于气血两虚之脑贫血症有效。

3. 产后血晕第三方

主治：妇人产后之血迷、血脱等症。

用法：山羊血一两，枯白矾三钱，真百草霜一两，阿胶珠一两，人参一两，松烟墨二两，台麝香一钱，樟脑精一钱，鹿角胶。

用法：共研细末，每服二钱，用淡醋汤送下。

【审查意见】有补血活血与兴奋神经之功效。

4. 产后血晕第四方

主治：妇人产后血迷，瘀血上冲。

组成：酒当归一两，川芎一两，乳香一两，没药一两，白芷一两，红娘子四两。

用法：共为细末，每服一钱五分，清茶送下。

【审查意见】此方行瘀活血之功甚大，血晕可用。

5. 产后血晕第五方

主治：产后胎儿落地，产妇不语而血晕。

用法：急用银针刺两眉心，得血则言语出。然后以人参一两煎汤灌之，或用黄芪二两，当归一两，煎汤灌之亦可，但不若刺眉心为速、为妙。

【审查意见】按：新产后，产妇即现血晕不语等症，究其原因，有贫血、充血、瘀血以及恶露等之不同。而本条各方功专固补，惟贫血性之血晕症宜之，然须详诊全身症状，方能恰合病情也。

6. 产后血晕第六方

主治：产后血晕，不省人事（无论血虚或血迷均可用之）。

组成：全当归一两，川芎五钱，焦芥穗三钱。

用法：水煎，加童便温服。

【审查意见】此方补血，活血，可资应用。

7. 产后血晕第七方

主治：小产或正产后之血脱。

组成：黄芪一两，当归二两，真红花一钱。

用法：血余为引，水煎服。

【审查意见】于大补气血之中，佐以红花行瘀之品，治产后血晕尚称完善。

8. 产后血晕第八方

主治：产后血晕。

用法：泽兰、当归、红花各等分，惟泽兰较少，水煎服。

【审查意见】产后血晕有恶露瘀血者，此方可用。

9. 产后血晕第九方

主治：产后血晕。

组成：当归八钱，川芎二钱，炙草一钱，姜炭一钱，延胡二钱，三棱钱半，香附一钱，蒲黄钱半，五灵脂钱半，黑芥穗二钱。

用法：童便引，水煎服。

【审查意见】瘀血凝滞过甚者，此方有效。

10. 血迷散

主治：产后血迷。

组成：当归、肉桂、血余、血竭、百草霜、玄胡索、鲤鱼鳞各等分。

用法：共为细末，每服二钱，黄酒、童便引。

【审查意见】血虚阳衰者，用之有效。

（六）产褥热

1. 产褥热第一方

主治：妇人产后寒热往来、心热不眠。

组成：当归钱半，川芎一钱，桃仁一钱，山楂二钱，姜炭三分，柴胡八分，秦艽一钱，炙草一钱，香附二钱，赤芍一钱，丹皮一钱。

用法：水煎，空心服。

【审查意见】此方有疏散、活血之功，可用。

2. 产褥热第二方

主治：产后发热、心神不宁。

组成：当归四钱，川芎二钱，茯神二钱，制远志钱半，炒枣仁钱半，石菖蒲一钱，元肉一钱，炙草五钱，灯心一捻。

用法：水煎，温服。

【审查意见】有活血、安神、清热之效，可资应用。

3. 产褥热第三方

主治：产后因虚发热。

组成：党参五钱，白术五钱，当归一两，川芎一两，熟地一两，荆芥三钱。

加减法：有风，加柴胡八分，防风八分；有寒，加肉桂一钱，附子一钱。

用法：水煎，撬开牙关灌服。

【审查意见】此方功专补益气血、轻宣邪热，对于主治病症尚属可用。

4. 产褥热第四方

主治：妇人产后寒热往来，午后发汗。

组成：人参二钱，炙黄芪一钱，土炒白术一钱，川芎片一钱，熟地一钱，麦冬肉一钱，麻黄根一钱，当归片三钱，陈皮四钱，炙甘草五分，红枣二枚（去核）。

用法：水煎服。

【审查意见】气血两虚者可用。

（七）产妇胯疽

1. 胯疽汤

主治：妇人产后身体发热，胯部生疽。

组成：墓头回一两，自当归二钱，川芎片四钱，姜炭三钱，桃仁三钱（研），甘草节一钱，银花二钱，连翘二钱，枳实钱半，焦楂三钱，神曲三钱。

用法：童便为引，水煎服。

【审查意见】此方有活血、清热之效，可用。

2. 产妇胯疽第二方

主治：妇女产后胯疽。

组成：全当归四钱，赤芍三钱，桃仁三钱，上红花五钱，萹蓄三钱，瞿麦钱半，青风藤钱半，紫荆皮钱半，云苓五钱，橘红皮三钱，石斛三钱，墓头回五钱。

用法：水煎服。

外贴膏药组成：黄丹三钱，银粉三钱，皂角仁一钱，全蝎一钱，阿胶一钱，醋一斤。

用法：将醋放新砂锅内煎成四两，再将各药放醋内熬成膏，摊布上贴于患处。

【审查意见】内服药为活血消瘀之剂，外用药有解毒消肿之功，内外兼施，功效必佳。

3. 产妇胯疽第三方

主治：妇人产前胯疽。

组成：当归六钱，川芎三钱，土茯苓四钱，乳香二钱，没药二钱，青皮二钱，制香附二钱，杜仲二钱，白芷一钱。

用法：灯心为引，水煎服。

【审查意见】此方内服有活血、宣郁之功，可用。

4. 产妇胯疽第四方

主治：胯疽六七日。

组成：当归一两，川芎五钱，潞参三钱，荆芥一钱，益母草一钱。

用法：鲜荷叶为引，水煎服。

【审查意见】有活血、补气、散瘀之功，可用。

5. 产妇胯疽第五方

主治：妇人产后胯疽。

组成：全蝎一钱，银粉三钱，真口胶一两，黄丹三钱，南红花三钱，皂刺一钱，陈醋半斤，新醋半斤。

用法：熬至三四两为度，贴环跳穴。

【审查意见】消肿止痛，初起可用。

6. 产妇胯疽第六方

主治：胎前、产后胯疽。

组成：独活一钱，桑寄生二钱，全当归三钱，川芎一钱，粉赤芍钱半，陈皮钱半，苍术二钱，朴根二钱，茯苓二钱，宣木瓜三钱，续断二钱半，口防风钱半，秦艽钱半，墓头回三钱，桂枝尖五分，自半夏二钱，甘草一钱。

用法：胎前不用自半夏；产后不用粉赤芍、苍术，而用益母草八分。水煎，温服。

【审查意见】此方系加味独活桑寄生汤，胯疽用之，有活血之效。

7. 产妇胯疽第七方

主治：妇人胎前、产后发生胯症。

组成：当归片五钱，银花三钱，防风钱半，白芷钱半，墓头回一两，陈皮二钱，草节三钱，川贝母钱半，天花粉二钱半，没药钱半，乳香钱半，炮甲珠二钱，皂刺一钱，连翘三钱，粉丹皮二钱，木通二钱。

用法：引用生酒二杯，水煎服。忌一切生冷、油腻。

【审查意见】本方有活血行瘀、消炎破坚之效。但方中防风、白芷等发表药产后不宜，去之可也。

（八）乳汁不足症

1. 乳汁不足症第一方

主治：妇人乳汁减少。

组成：当归二钱，炮甲珠钱半，通草一钱，白芷子二钱，王不留行二钱，枳壳钱半，香附二钱。

用法：水煎，温服。

【审查意见】此通行方，可资应用。

2. 乳汁不足症第二方

主治：乳汁缺少。

组成：黑芝麻四两，胡桃肉四两，冰糖四两，黄酒四两。

用法：捣烂，蒸三四小时即成。每日随时食之，多少不拘，服一二料后则有乳汁。

【审查意见】有滋润、活血之效，可用。

3. 乳汁不足症第三方

主治：乳汁不多。

组成：自归五钱，瞿麦三钱，王不留五钱，漏芦二钱，黑芝麻五钱，生草一钱，炮甲珠八分，浙贝母钱半，通草一钱。

用法：水煎服。

【审查意见】虚弱患者，可于本方内再加黄芪、猪蹄等品，用之为佳。

4. 乳汁不足症第四方

主治：乳汁不多，不能畅流。

组成：生芪三钱，川芎钱半，酒芍二钱，当归三钱，生地三钱，穿甲珠七分，通草二钱，香附三钱，陈皮钱半，甘草一钱，王不留三钱。

用法：酒引，水煎服。

【审查意见】有补气活血、增加乳汁之功，可资应用。

5. 乳汁不足症第五方

主治：妇人乳汁不多。

组成：大生地三钱，当归三钱，炒白芍三钱，川芎二钱，麦芽五钱。

用法：共合一处，以赤枣三枚、黄酒一盅为引，水二杯煎，温服。

【审查意见】此方有补血活血兼消食滞之功。更加细通草、丝瓜络、王不留行等疏通乳腺之品，则其功效更捷。

（九）乳痈

1. 乳痈第一方

主治：孕妇郁怒伤肝，乳房红肿作痛。

组成：瓜蒌一个，归尾钱半，甘草节一钱，蒲公英三钱，贝母二钱，连翘二钱，青皮钱半，柴胡钱半，橘叶钱半。

用法：水煎服。

【审查意见】有宣郁、清热、败毒、定痛之效，可资应用。

2. 乳痈第二方

主治：预防乳患。

组成：冰片一钱，猪胆一个。

用法：初胎妇人受孕后，至五个月时，即用胆汁浸冰片调和，令其逐日以汁搽乳头，用两手指徐徐捻之。如用完再如法浸制，而继续行之，必至临产而后已。

【审查意见】此方有消炎之功，但在妊娠五月后即行使用，直至临产为止，是否有益，殊不敢必，故存以待证。

（十）产后浮肿

1. 产后浮肿第一方

主治：产妇面目、肢体浮肿等症。

组成：白术二钱，广皮一钱，大腹皮一钱，姜皮一钱，茯苓皮一钱，苏叶一钱，木通一钱，防己一钱，广木香五分。

用法：水煎服。

【审查意见】此方系五皮饮加减，有行气利水之功，可用。

2. 产后浮肿第二方

主治：妇人产后四肢浮肿。

组成：人参三钱，茯苓三钱，土炒白术三钱，酒当归五钱，酒炒白芍五钱，老熟地六钱，怀山药五钱，蒸山萸肉三钱，炒芡实三钱，南柴胡一钱，盐炒破故纸一钱。

用法：水煎服。

【审查意见】气血虚弱者有效。

（十一）产后杂病

1. 产后杂病第一方

主治：妇人产后诸症。

组成：红花二两，官桂一两（三十岁以上者再加五钱），干姜一两，熟地一两，当归一两，莪术一两，蒲黄一两（炒），赤芍一两，雄黑豆一两（炒）。

用法：共研细末，每服五钱。

服法：

①产前六七日壮热，小腹疼痛，指甲青色，口吐白沫，此脏腑热极，子死腹中。用滑石、榆皮炭各一钱，煎汤，加黄酒三分冲服，立效。

②难产，用炒黄燕子粪、滑石、榆皮各一钱，黄酒三

分，煎冲服。

③产后三五日，起卧不得，眼花不识人，外用熏法，内服玄胡索一钱，榆皮炭一钱，煎，加黄酒、童便冲。

④产后口干、心闷、烦渴，用当归一钱，煎加童便冲服。

⑤产后寒热往来，头腰背部疼痛者，引用当归一钱，煎，加童便冲服。

⑥产后发热或遍身寒冷，甚则四肢俱肿，寒热相攻，引用官桂一钱，红花一钱，煎加黄酒三分冲服。

⑦产后言语癫狂，如见鬼神者，引用当归一钱，黄酒半杯，煎加童便冲服。

⑧产后失音，引用玄胡索、棕皮煎汤，加黄酒三钱冲服。

⑨产后百节疼痛，引用牛膝一钱，黄酒少许，加童便冲服。

⑩产后血崩如鸡肝，昏闷发热，引用川山栀、阿胶各二钱，煎汤，加黄酒三分冲服。

⑪产后昏迷，惊恐，气逆，咳嗽，四肢寒热，口干，心闷，膊酸肿，腹时痛，久则月水不通，黄赤带下，引同上。

⑫产后胸膈气满，呕逆，引同上。

⑬产后舌干，鼻衄，引用当归一钱，黄酒半杯，煎加童便冲服。

⑭产后腰痛，眼涩，四肢拘挛，牙关紧闭，手足如弓，亦如中风状。引用钩藤一钱，黑芝麻一钱，煎汤，加黄酒冲服。

⑮产后小便赤色，大便涩滞，产门肿胀，引用山楂、槟榔各一钱，煎，加童便冲服。

⑯产后脏腑不安，语言不得，咽喉作蝉声，败血攻注，

喘息，牙关紧闭，引用乳香一钱，煎，加黄酒少许冲服。

【审查意见】此方有活血行瘀之效，惟主治病症繁多，临用时宜详细审其症状，分别施治可也。

2. 产后杂病第二方

主治：产妇气血虚损，脾胃不和，恶露不行，失血过多，饮食失节等症。

组成：当归三钱（洗），川芎二钱，酒白芍二钱（酒炒），熟地黄钱半，白术二钱（炒），白茯苓二钱，干姜炭八分，广陈皮八分，香附米三钱（童便浸），生姜三片，枣二枚。

用法：水煎，温服。

【审查意见】有健脾补血之效。

四、小儿科

(一) 惊风

1. 小儿惊风第一方

主治：流行性脑膜炎。

组成：生代赭石四钱（先煎），川牛膝三钱，生石决明六钱（先煎），双钩藤三钱，川贝母三钱，甘菊花二钱，连翘三钱，大玄参三钱，蜈蚣（大者）二条，薄荷叶钱半，荷叶二钱，生白芍四钱，白头翁三钱，柏子仁三钱，甘草一钱。

用法：用铁锈水煎药，鸡子黄一枚打开，兑入一钱重玉枢丹，研面，分二次服之（勿与汤剂连服，隔开时间，因为内有反药）。如内热肝火太甚，可加羚角二钱，生石膏四钱。水煎服。

【审查意见】有清降镇逆之效。

2. 惊珀散

主治：小儿惊风，麻木抽搐等。

组成：真云珀五分，牛黄三厘，龙齿一钱，钩藤钱半，明天麻五分。

用法：研细末，每服三分，白水送下，日服三次，连日服完。

【审查意见】祛风，清热，镇痉有效。

3. 小儿愈风散

主治：小儿惊风，面黄肌瘦。

组成：僵蚕，蝉蜕，胆南星，扁豆，建莲肉，枳壳，陈皮，薄荷，荆芥，钩藤，防风，朱砂，赤金，甘草。

用法：以上各等分，共研极细面，每服一分，白水送下。

【审查意见】有祛风、化痰、安神、健胃之功，可用。

4. 小儿惊风第四方

主治：小儿急惊风，抽搐症。

组成：明天麻钱半，双钩藤钱半，黑独活五分，胆南星五分，净全蝎一钱，玳瑁一钱，天竺黄一钱，白僵蚕钱半，生草五分。

用法：水煎分服。

【审查意见】有镇痉、豁痰、祛风之效。

5. 小儿惊风第五方

主治：初生小儿抽风。

组成：大黄五分，桃仁五分，甘草三分，归尾二分，朱砂二分，红花三分。

用法：水煎服。

【审查意见】初生小儿抽风，其原因多由破伤风杆菌侵入脐带。此方有活血、通便、镇痉之效，可用。

6. 小儿惊风第六方

主治：小儿急惊风，面青发热，口燥，痰喘咳嗽，角弓反张。

组成：珍珠四分，全蝎三钱（炙热），真僵蚕三钱，镜面砂四钱，大赤金二十张，本牛黄四分，冰片四分，天麻一钱，川连四分，胆南星一钱，川郁金一钱，口防风三钱，粉草二钱，寸香二分，血琥珀八分。

用法：共为细末，每服五七厘，灯心薄荷汤送下。并针大椎穴五分，印堂穴三分，人中穴二分，各四十呼，急惊泻针，慢惊补针。

【审查意见】有清热利痰、疏风顺气、镇静神经之效，可用。

7. 小儿惊风第七方

主治：小儿急惊风。

用法：生姜五钱（取汁），白布包入口内，滴三点。再用灰条心七个，槐树心七个，五谷粮食三钱，共煎水，先洗足心、手心并前后心，出汗即愈。

【审查意见】外治惊风，有发汗之效。

8. 小儿惊风第八方

主治：小儿三六九抽风。

组成：小儿脐带二条，牛黄五分，赤金十张，血琥珀三钱，全蝎一钱。

用法：将小儿脐带在瓦上焙干，与药共为极细面，每服三分，用钩藤、薄荷引送下。

【审查意见】有清热镇痉之效。

9. 小儿惊风第九方

主治：小儿惊风，手足抽搐，角弓反张。

组成：双钩藤四钱，琥珀二钱半，牛胆一钱，南星一两，熊胆五分，荆芥三钱，当归三钱，防风二钱，明天麻三钱，麝香五分。

用法：以上共为末，水丸，如桐子大，朱砂为衣。每服五分，米汁送下。

【审查意见】有疏风、化痰、安神之效，可用。

10. 小儿惊风第十方

主治：小儿急惊风症，牙关紧闭，手足抽掣，角弓反张，因身发热。

组成：琥珀二钱半（包在猪肉内煨过，取出，研末二钱），牛胆南星一两（腊月用牛胆作成佳者），炒僵蚕二钱，明天麻、石决明、钩藤各三钱，牛黄、麝香各五分。

用法：研细末，用甘草五两熬膏，入药末，丸如梧子大，朱砂为衣。先煎薄荷八分，银花钱半，再冲前药，每服三五分。

【审查意见】有疏风、化痰、镇静神经之效。

11. 小儿惊风第十一方

主治：小儿撮口，惊风，天吊。

组成：胆星钱二分，钩藤一钱，僵蚕二钱，蝉蜕二钱，天麻二钱，洋参二钱，广皮二钱，薄荷六分，甘草钱四分，伏姜一钱，防风二钱，生地一钱，云苓二钱，牛黄三钱，琥珀二钱，柴胡二钱，赤金十张，麝香一分。

用法：炼蜜为丸，如豌豆大。病轻者每服一丸，重者二丸，薄荷或灯心汤送下。

【审查意见】此方功能镇痉清热，急惊风可用。

12. 小儿惊风第十二方

主治：急惊风。

组成：大黄一钱，胆星一钱，川贝二钱（去心），真明天麻钱半，僵蚕七个，全蝎七个，真梅片三分，琥珀五分，台麝一分。

用法：共研细末，糯米打糊为丸，如豌豆大，朱砂为衣。每服七粒，薄荷汤送下。

【审查意见】此方有散风祛痰、镇静神经之作用，急惊风症用之当能有效。

13. 小儿惊风第十三方

主治：小儿惊风。

治法：先放十指血，次放风洞，再针过海（但用针不可刺透），另服保赤万应散。乳儿一服，幼童两服。

【审查意见】通行治法，可资应用。

14. 涌痰神效锭

主治：痰壅喉间，牙关紧闭，或小儿惊风痰迷。

四、小儿科

组成：玄胡索四钱，青黛一钱半，牙皂二十粒（火煨），丝瓜（捣汁）一小茶盅，麝香一分。

用法：先将玄胡索、青黛、牙皂共研细末，加入麝香一分，再研，以丝瓜汁与药末调成锭，每锭约重五六分，阴干备用。每用时取井水少许，将药锭磨开，滴入鼻孔，即进喉内，痰出立刻见效。

【审查意见】此方有化痰散气、开利关窍之功，惊风症之痰涎壅滞者，用之有效。

15. 小儿惊风第十五方

主治：小儿痰嗽，上壅气喘，惊风癫痫，牙关紧闭，不省人事等症。

组成：黄琥珀七钱，本牛黄钱半，天竺黄五钱，粉甘草三钱，炒枳壳四钱，胆南星八钱，西月石八钱，云茯神六钱，真山药八钱，全蝎六钱，台麝香一钱，土沉香三钱，镜面砂四钱，明雄黄三钱，牙皂角二钱。

用法：将药共为细面，蜜为丸，每丸重五分，用金箔为衣。轻者一丸，重者两丸，钩藤、薄荷为引。

【审查意见】此方有清热、安神、开关、利窍之功。

16. 小儿惊风第十六方

主治：小儿惊风，发热不退。

组成：胡黄连一分，朱砂钱半，牛黄一分，麝香五厘，犀角一分。

用法：上为散，每服一分，乳汁调下。

【审查意见】有清热镇痉之效。

17. 小儿惊风第十七方

主治：小儿急惊风。

组成：朱砂一钱，轻粉二分，全蝎三个，僵蚕七个。

用法：共为细末，每服五厘，姜汤送下。

【审查意见】有镇静、安神之功效。

18. 小儿惊风第十八方

主治：小儿惊风，抽搐，天吊，口吐白沫，寒热往来，角弓反张。

组成：瓜蒌二钱，半夏二钱，麻黄二钱，细辛五分，蝉蜕二钱，全蝎三个，蜈蚣二个，荆芥三钱，木通二钱。

用法：水煎服。五岁至六岁者，照原方服；一岁至二岁者，减半服。

【审查意见】化痰，镇痉，祛风，散寒，兼表证者用之相宜。

19. 珍珠镇惊散

主治：小儿急慢惊风。

组成：珍珠三分，麦冬五分，天竺黄三分，金箔三张，牛黄一分，生草二分，胡连三分，大黄三分，羚羊角三分，当归三分，朱砂二分，明雄二分，茯神五分，犀角三分。

用法：共为细末，二岁者服一分，四岁者服二分。茵陈汤送服。

【审查意见】此系古方，加减急惊风可用。

20. 小儿惊风第二十方

主治：小儿烦热惊抽。

组成：芒硝一两，羚羊角三钱，朱砂五钱，郁李仁二两。

用法：研细末，米饭为丸，如芡实大。用薄荷一钱，灯心五钱，煎汤送下。

【审查意见】有导滞、泻热、镇惊之力，实热证可用，虚证不宜。

21. 小儿惊风第二十一方

主治：小儿抽风。

组成：蛇此儿一个（焙干）。

用法：研末，开水冲服一二分。

【审查意见】蛇此儿功用不详，姑存待证。

22. 小儿惊风第二十二方

主治：小儿抽风。

组成：五谷虫七个（炒黄）。

用法：研细末，白开水送下。

【审查意见】此方消导食滞，确有功效，治抽风效恐不确，姑存待试。

23. 保赤万应散

主治：小儿天吊，抽搐，感冒，瘟疫，时症等。

组成：黄连二钱，白附子一钱，全蝎一钱，生地三钱，南星二钱，天竺黄三钱，丹皮三钱，琥珀二钱，梅片一分，薄荷二钱半，僵蚕二钱，地骨皮三钱，麝香二分，谷芽三钱，甘草钱半，建曲四钱，青黛三钱，定风草三钱，牛黄一分，巴霜三钱，山楂三钱。

用法：共为细末，朱砂为衣。小儿每用一分，寒者用赤糖送下，火者用白糖送下。

【审查意见】有疏风导滞之效。

24. 小儿惊风第二十四方

主治：小儿六日抽风。

组成：琥珀一钱，珍珠五分，全蝎一钱，僵蚕三个，五谷虫一钱，香蒿虫四个。

用法：共研细末，每服一分，乳汁送服。

【审查意见】有祛风、镇痉之效。

25. 安脑丸

主治：小儿惊风，手足痉挛及脑膜炎。

组成：金钱白花蛇六条（去头，隔纸烘，研，筛），全蝎三钱，白附子钱半，薄荷三钱，梅片三片，生川乌二钱，天麻三钱，明雄五钱，独活三钱，犀角钱半，麝香一钱，麻黄二钱。

用法：陈酒熬膏为丸，如赤小豆大，每三粒为一服，蜡丸封之。如无金钱白花蛇，改用真蕲蛇亦可，约用六钱。若遇小儿惊风已成时，俟其发过后，用薄荷一钱，酒炒胆草二分，用此丸一粒化服；隔六小时后再服一粒，服法照前。病之最重者，一日可发二三十次，亦须照前煎服，无有不愈者。（丸药不入煎。）

【审查意见】此方镇痉之力甚强，可资应用。

(二) 食积

1. 小儿食积第一方

主治：小儿乳食积聚，并腹内痞等。

组成：川郁金五钱（用醋浸透，风干），巴豆霜一两，苏雄黄一两五钱，伏龙肝二两八钱。

用法：共研极细末，过细箩。未满周岁者一分，未满二岁者二分，十七八岁者一钱，空心温水送下。孕妇忌服。

【审查意见】壮实者可用，但巴霜用量太重，宜减去四分之三，方妥。

2. 小儿食积第二方

主治：小儿食积，腹痛。

用法：朴硝敷其腹，以布裹之，一宿即愈。

【审查意见】功效确否，尚待试验。

3. 小儿食积第三方

主治：小儿消化不良，内有食积。

组成：六神曲一两半，制巴霜三钱，镜面砂二钱，台麝一分。

用法：共研细末，遇小孩有食火，茶水送服五厘；大孩多至一分，五七日服一次。

【审查意见】有消食通便之功，有积滞者可用。

(三) 痞证

1. 小儿痞证第一方

主治：小儿痞证。

治法：先看三关纹，发黑紫色，该处以手由两边捏，如内有水，再以手向上下连推数次，指腹中现白点，以针刺之，无血即是。此种在示指为惊痞，在中指为食痞。再用三棱针在患儿后脊柱十二椎两旁，取男左女右刺之，以稍见血为止。

【审查意见】可资试用。

2. 麝阿化痞膏

主治：小儿痞疾，腹胀，泄泻不止，米谷不化，妇女癥瘕血块，大人五积六聚，气积，食积，肚胀，腹大，瘰疬，鼠疮，一切疮症。

组成：自归三钱，三棱三钱，莪术三钱，杭白芍二钱，广木香三钱，白薇二钱，木通二钱半，桂心钱半，木鳖子一钱，川大黄二钱半，黄柏二钱半，上红花二钱，阿魏二钱，当门子二分。

用法：上药用香油一斤，熬膏贴之。

【审查意见】通行方，痞证可用。

3. 小儿痞证第三方

主治：痞积病。

组成：归尾一两五钱，急性子、九胆星、茅术、猪牙皂、木鳖子、川乌、草乌、川芎、独活、穿山甲、三棱、莪术、草薢、桃仁各一两，广木香五钱，沉香五钱，杭白芍五钱，桂心五钱，丁香三钱，麻油三斤。

用法：熬膏贴之。

【审查意见】此方有行气、破瘀之功，痞证可用。

4. 小儿痞证第四方

主治：小儿一切痞病。

治法：先使小儿趴下，取二十一脊骨（即与腰眼相齐之处），以两手揞提二十一脊椎间之两旁筋肉，提揞一次，使内向为度。再从二十脊椎与十九脊椎间之两旁筋又提揞，使向为度。如此沿上连揞七处，即至第十五脊椎处为止。再看小儿痞块有跳闪处，即用针刺之，但刺至有硬之感觉即止。另于揞处贴以阿魏化积膏。

【审查意见】可资试用。

5. 化痞膏

主治：小儿痞积症。

组成：白萝卜一个，老葱白五寸，生栀子五钱，芒硝一两，生姜五钱。

用法：共捣一处，用砂锅烧热，再用新白布做袋装之，束在小儿痞上。如是痞，一日即现黑青，以黑青无为度，必愈。如不是痞，即无黑青，一次黑青多，二次少，三次无，即愈。

【审查意见】可资试用。

（四）虫症

1. 葱白油

主治：小儿虫症。

组成：葱白一寸，麻油一盅。

用法：葱白捣如泥，与油混合服之，虫或吐或下，即愈矣。

【审查意见】体壮实者，可资试用。

2. 小儿虫症第二方

主治：小儿蛔虫及湿热生虫。

组成：芜荑三钱，雄黄三钱，苦楝根三钱，胡黄连二钱，雷丸三钱，干蛤蟆五钱，鹤虱三钱，芦荟三钱。

用法：共研细末，绿豆大，炼蜜为丸。七岁小儿每服五丸，白开水送下，大人可服十三丸。

【审查意见】本方有泻热、消积、杀虫之功，可资应用。

3. 小儿虫症第三方

主治：小儿虫症。

组成：全蝎末三钱，黄牛肉四两。

用法：全蝎末研面过箩，黄牛肉切碎，将蝎末掺入，团成面饼样，蒸熟，随意食之。食尽再做一料，以愈为止。

【审查意见】可备用。

4. 小儿虫症第四方

主治：蛔虫、蛲虫及其他之寄生虫。

组成：大黄四钱，人参五钱，硝石五分，黄芩五分，甘草五分，黄连五分，芍药五分。

用法：上为小儿之一日量。用清水一盅，煎至七分，去渣，分服。本方亦可作散，或加槟榔四分，尤为有效。每日服二次，空心服，或用温开水调服亦可。

【审查意见】本方杀虫有效，可资应用。

（五）腹痛

1. 腹痛第一方

主治：小孩有寒肚痛。

组成：广木香三分，槟榔三分，黄郁金七分，砂仁末三分，沉香二分，使君子一钱，乌梅四分，赤苓钱半，焦三仙一钱。

用法：以一小碗水煎沸，分两次服完。

【审查意见】消积，杀虫，暖胃，散寒有效。

2. 李氏琥珀散

主治：小儿腹胀疼痛，小便不利，下寒。

组成：血琥珀二钱，自附子二钱，干姜钱半，丽参二钱，天竺黄二钱，鸡内金二钱，细木通二钱，泽泻二钱，猪苓二钱，滑石粉钱半，紫油桂钱半，炙甘草一钱。

用法：共为细末，一二岁者服一分，二三岁者服二三分。竹叶、灯心煎汤送下。

【审查意见】虚寒泄泻，此方可用。

（六）小儿热症

1. 小儿热症第一方

主治：小儿实热，痧痘毒盛，口渴多啼，面赤，五脏烦热，身热如火，气喘鼻扇，扬手踢足。

组成：铅粉一两。

用法：鸡清调匀，敷胸口及两手心。复用酿酒、小曲十数枚，研烂，和热酒，做成两饼，贴两足心，布扎之，少顷即去。

【审查意见】有解热安神之功，可备用。

2. 小儿热症第二方

主治：大人、小儿热结于胸。

组成：大黄、芒硝、葱白各等分。

用法：共捣烂为饼，掩胸口。

【审查意见】此方虽有泻热、消结之功，但作饼剂外用，其效甚微。宜内外兼治，方可奏效。

（七）黄水疮

1. 小儿黄水疮第一方

主治：小儿黄水疮。

用法：炉渣内挂白霜烂炭，将白霜取下，香油调搽。

【审查意见】姑存待试。

2. 小儿黄水疮第二方

主治：小儿胎毒，黄水疮满头。

组成：蛤粉一两，寒水石二钱，冰片二分。

用法：共研末，香油调搽。

【审查意见】有清热、祛湿、制泌之效。

3. 小儿黄水疮第三方

主治：小儿头上黄水疮，日久不得痊愈。

组成：鸡子黄（炒令油出）、麻油、腻粉、滑石粉各等分。

用法：调匀，以鸡毛蘸搽头部。

【审查意见】有渗湿清热之效。

4. 小儿黄水疮第四方

主治：小儿黄水疮（流水流脓）。

组成：雄黄、辰砂、松香各一钱，枯矾五分，冰片一分，黄丹二分。

用法：研细末，麻油调涂。

【审查意见】有杀虫、燥湿、化毒、生肌之功，可用。

（八）痘毒

1. 痘疳丹

主治：痘疹余毒，牙龈破烂出血，或成走马牙疳。

组成：人中白一钱，铜绿三分，麝香一分。

用法：人中白银罐中煅红，冷定取出。上药共为细末，搽洗口牙，无不神效。

【审查意见】药力太弱，须酌加冰硼、雄黄之类。

2. 化毒丹

主治：小儿出痘后余毒，痧后热毒，暑疡热毒，胎前热毒（即母喜食热物及传染梅毒）等症。

组成：上牛黄一分，人中黄八分，濂珠三分，青果核灰五分,明琥珀七分,灯心灰二分,真川贝(去心)二钱,柿霜一钱。

用法:热毒在胃,有火加犀角五分。原方均须细研,除青果、灯心灰外,余皆生研,研至无声为度,共分十六包。晨服一包,白蜜调银花汤下。

【审查意见】有清热解毒之功,可用。

3. 小儿痘毒第三方

主治:小儿痘落,目中失明。

组成:益母草一两。

用法:煎汤洗之,每日四五次。

【审查意见】益母草有活血、解毒、消肿之功,用于痘后失明、有瘀热者,可以生效。再加以银花、甘菊等品,则效更捷矣。

(九) 泄泻

1. 小儿泄泻方

主治:小儿泻肚。

组成:土炒白术一两,上肉蔻二钱,枯矾一钱。

用法:共研细末,一岁至七岁,每服一钱,白水送下。

【审查意见】有燥湿、收敛、健胃之功,可用。

(十) 气喘

1. 小儿牛黄散

主治:小儿身热,气喘,胸闷,咳嗽等症。

组成:二丑三钱,麻黄一钱,炒枳壳二钱,炒杏仁钱半,细辛五分,前胡二钱,川军一钱。

用法:共为细末,每服一钱,蜜水送下。一岁至二岁,每服半剂;三岁至五岁,每服一剂。

【审查意见】此方有镇咳止喘之功,外感风寒症可用。

（十一）小儿痰症

1. 小儿痰症第一方

主治：小儿胸有寒痰，一时昏迷，醒则吐痰，如绿豆粉，浓厚而带青色。

组成：附子一枚，生姜一两。

用法：同捣烂炒热，布包熨背部及胸部，熨完将姜附捏成一饼，贴于胸口。

【审查意见】有散寒之功效，可用。

2. 小儿痰症第二方

主治：小儿痰涌气喘，胸膈不利。

组成：天竺黄五钱，全蝎钱半，钩藤二钱，薄荷一钱，明天麻二钱，匣朱砂二钱，巴霜钱半，蟪蟪四十八个。

用法：以上共研细末，未过周岁之小儿，用药六厘，大人每服二分，开水送下。

【审查意见】此方若治急惊风兼痰喘者，尚可用之。蟪蟪系俗名，待考证。

（十二）小儿呕吐

1. 百灵散

主治：小儿夏月发烧，呕吐等。

组成：川贝母三钱，寒水石五分，硼砂五分，朱砂二钱半，小个牛黄二分五厘。

用法：引用白糖温水送下，一岁至三岁者每服五分，不满一岁者每服三分。

【审查意见】有清热镇逆之效，可用。

（十三）百日咳

1. 百日咳方

主治：小儿百日咳久不愈者。

组成：百合一个（野种更佳）。

用法：捣烂和水煎百沸，另加豆乳一碗，冰糖少许，再煎百沸，温服之。

【审查意见】体质衰弱无高热者，此方可用。

（十四）肢厥

1. 小儿肢厥方

主治：小儿忽然手足厥冷。

组成：生姜五钱（煨热）。

用法：捣烂为汁，略用麻油调匀，以手指蘸摩两手足心，兼用搓揉以通经络。

【审查意见】法简易行，可备采用。

（十五）疝气

1. 小儿疝气方

主治：小儿疝气偏坠。

组成：小茴香四两。

用法：熬水去渣，用此水煮红枣一斤，每日零食。吃完，如法再煮，不过一月即能除根。

【审查意见】小茴香为治疝气之良品，惟性热，寒证可用。

（十六）遗尿

1. 小儿遗尿方

主治：小儿遗尿。

组成：天仙子一分（洗净再称）。

用法：临睡时，水煎服。

【审查意见】天仙子即莨菪子之别名，有麻痹作用，能使全身血管收缩，尿量因而减少，故遗尿症可以取效。但不可服用过量或连续久服，以防中毒。

（十七）脐疮

1. 小儿脐疮方

主治：小儿脐疮。

组成：滑石三钱，龙骨三钱，黄连钱半，轻粉五分，朴硝二钱，麝香一分。

用法：共研细末撒之。

【审查意见】有清热解毒、渗湿制泌之效，可备外用。

五、外科

（一）肿疡

1. 肿疡第一方

主治：一切肿毒，疼痛难忍。

组成：羊负来草四两（炒），马齿苋一两，透骨草一两，附子二钱。

用法：共为细末，酒糊为丸，桐子大。每服三钱，黄酒送下。

【审查意见】有消炎止痛之功，可用。

2. 消肿止痛汤

主治：肿疡结毒，骨疼不已。

组成：钟乳石六分，琥珀三钱，龙脑一分，珍珠五厘，朱砂三钱，飞白面三钱。

用法：共研极细末，调土茯苓一两，以水一升二合，煎至六合，去渣，分在三器中。每日三次，空心服之。

【审查意见】有解毒、镇痛、防腐之效。

3. 化毒汤

主治：疮疡红肿高大者。

组成：银花一两，当归六钱，皂刺三钱，牛子三钱（研），口黄芪五钱，人中黄三钱。

用法：水煎服。

【审查意见】有解毒、活血、疏络之效。疮疡初起者，用之最宜。

4. 神功汤

主治：无名肿毒。

组成：升麻五分，当归二钱，地丁钱半，山甲钱半，皂刺钱半，口防风二钱半，熟军二钱，银花二钱，炒僵蚕一钱，连翘二钱，黄芩二钱，生山栀二钱，川贝母一钱，白芷钱半，甘草节钱半。

用法：水煎服。

【审查意见】活血，清热，解毒可用，但升麻宜去。

5. 消肿膏

主治：无名肿毒之初起者。

组成：生蜜一两，葱白一两（去根）。

用法：同捣千下，敷肿处周围，留顶。

【审查意见】此方能解毒，消肿。肿毒初起者，可资应用。

6. 消肿汤

主治：一切恶疮肿毒，初起根盘扩大、其势甚凶者。

组成：连翘三钱，黄花地丁三钱，苦桔梗钱半，天花粉二钱，银花二钱，归尾钱半，制乳、没各一钱，穿山甲一钱，木通一钱，竹叶八分。

加减法：上部加菊花、川芎各二钱；中部加枳壳、郁金各二钱；下部加牛膝、木瓜各二钱；四肢加桑叶、络石藤各三钱。水煎，另兑黄酒、童便各一盅，空心温服。

【审查意见】此方散瘀解毒，疮疡初起用之有效。

7. 将军甘遂散

主治：大人、小儿肿痛毒疮。

组成：川军五钱，片姜黄一钱，甘遂一枚。

用法：共为细末，火酒、苦酒调涂患处，每日涂二三次，干则易之。（若肉腐脓成及瘰疬者忌用。）

【审查意见】为清热、利水、消炎之剂，可用。

8. 肿疡第八方

主治：肿疡。

组成：自然铜一钱，续断、乳香、没药各一钱，蒌仁三钱。

用法：上为末，鸡蛋清调搽。

【审查意见】此方镇痛，消肿，可资应用。

9. 山药泥

主治：一切肿毒。

治法：山药数两，捣泥敷患处。

【审查意见】解毒消肿，可资试用。

10. 退肿消毒汤

主治：各种毒疮，肿大疼痛者。

组成：川贝母、山甲、知母、白及、花粉、制夏、银花、皂刺、乳香各一钱。

用法：黄酒煎服。将药渣和芙蓉叶捣如泥，蜜糖、井水调敷疮上，一宿即消。

【审查意见】治肿毒，有通络、活血、解毒之效，初起可用。

11. 解毒膏

主治：无名肿毒之初起者。

治法：鲜马齿苋、鲜瓦松、鲜蒲公英各等分，共捣烂如泥，敷患处。

【审查意见】有消炎止痛之效，肿毒初起用之颇宜。

12. 肿疡第十二方

主治：无名肿毒。

组成：地丁、透骨草、蒲公英、荆芥、防风、当归、乳香、益母草、柴胡、川甲珠、玄参、玄胡索各二钱。

用法：水煎，熏洗。

【审查意见】此方煎水熏之，有解毒、活血、逐瘀之功，可资外用。

13. 肿疡第十三方

主治：无名肿毒，上部疮疡，下部肿毒，肛门结核，痔疮脏毒。

组成：银花二两，归尾五钱，川芎三钱，生地黄三钱，生地榆二钱，玄参三钱，乳香三钱，没药三钱，甘草节二钱。

用法：上部加川芎五分；下部加牛膝钱半；肛门结核加槐实二钱，川军一钱。水煎服。

【审查意见】此方有清热、活血、止痛、消肿之效。

14. 肿疡第十四方

主治：一切无名肿毒。

用法：葱白、土蜂窝、生大黄、蜂蜜各等分，共合调匀贴之。

【审查意见】此方外用，有消炎止痛之效。

15. 消毒散

主治：无名肿毒。

组成：芙蓉叶一两，雄黄三钱，白矾三钱，白及一钱（生）。

用法：共为细末，茶水调敷。

【审查意见】解毒，消肿，止痛有效。

16. 肿疡第十六方

主治：恶疮肿毒。

组成：酒大黄八钱半，金银花六钱，净连翘五钱，生黄芪三钱，蒲公英三钱，生甘草一钱八分。

用法：疮在上部，加川芎一钱；疮在中部，加桔梗一钱；疮在下部，加牛膝一钱。黄酒、水各一半，煎一盅温服，汗出即愈。

【审查意见】清热解毒有效。

17. 肿疡第十七方

主治：恶疮之未出头者。

组成：生芪五钱，归身五钱，山甲三钱，白芍五钱，甘草五钱。

用法：疮在上部，加川芎五钱；疮在中部，加杜仲五钱；疮在下部，加牛膝五钱。水、黄酒各一半，煎八分，温服，出汗即愈。

【审查意见】此方内托疮疡有效，尤以体质虚弱者用之相宜。

18. 肿疡第十八方

主治：项间肿毒。

组成：蓖麻仁十粒。

用法：黄米煮烂，捣和一处涂之。轻者可消，重者可减轻。

【审查意见】有消肿止痛、追脓拔毒之功，可用。

19. 肿疡第十九方

主治：凡疮疡未开口时，极疼难忍（非脓涨即毒攻也）。

治法：好醋调莜面涂之，勿令干，则痛止。

【审查意见】肿疡初起，用此方有清热收敛之效。

20. 三妙散

主治：疮疡。

组成：明矾二两，皂矾一两五钱。

用法：将二味用火煅红，或升去渣取出，再加入雄黄二钱四分，乳香一钱二分。共研细末，纸捻成条插之，或涂敷患处亦可。

【审查意见】有消炎、防腐、止痛之功，可备外用。

21. 肿疡第二十一方

主治：肿疡坚不溃破及横痃等症。

组成：皂角刺五钱。

用法：将药研末，夏布作袋装入。将糯米细淘净，再将皂刺袋同入水内，煎稠时饮之。（空心吃，不数日即消。）

【审查意见】皂刺有破坚行瘀之力，肿疡横痃初起可用。

（二）溃疡

1. 止痛生肌散

主治：背疽，不收口，大痛，身热，不得眠。

组成：官粉一钱（火煅），黄柏一钱（炒），川连五分（炒），乳香五分（去油），没药五分（去油），儿茶五分，冰片一钱。

用法：共为细面，贮瓶待用。

【审查意见】此方对于溃疡，有活血消炎、镇痛生肌之效，可用。

2. 溃疡第二方

主治：溃疡恶疮。

组成：紫油桂三钱，蟾皮三钱，大黄三钱，蜗牛三钱，蜈蚣一条，琥珀三钱，西洋参三钱，青葙子三钱，猫项骨三钱，炮甲珠三钱，黄芪一钱，万年青根二钱，鳟鱼骨三钱，皂角刺三钱，升麻三钱，松子仁三钱，地龙七条。

用法：用菜油一斤四两，将以上各药文火熬枯去渣，再入土硫黄三钱，微火熬之。（入硫黄时须预备青菜若干，置于锅旁，恐其爆发，即以青菜投之，后再去渣。）再加川椒八钱，盐龟板二两，明矾二两，松香一两，文火再熬，熔化后，用细白布滤其渣，入白蜡四两，候微温放入太乙丹五两，西牛黄二钱，收膏听用。

【审查意见】此膏有生肌拔毒之功，可备应用。

3. 溃疡第三方

主治：疮疡破溃。

组成：东洋参一钱，制乳、没各五分，飞甘石八分，广三七六分，血竭五分，阿胶五分，琥珀四分，麝香五厘，生石膏五分，儿茶六分，扫盆四分。

用法：共研末搽之。

【审查意见】此方燥湿，收敛，止痛，活血，生肌长肉之功，虚证有效。

4. 溃疡第四方

主治：阴疽，疮口溃烂，久不愈者。

组成：好硫黄三两，荞面二两，灰面一两。

用法：共为细末，水和搯作小饼，晒干收之，用时研细，新汲水调敷，破者麻油调敷。

【审查意见】有防腐消肿之效，灰面不详。

5. 拔毒散

主治：疮疡破溃，内毒未尽者。

组成：飞明雄一钱，制乳、没各五分，当门子五厘，川黄连八分，飞丹砂八分，白芷一钱，东丹五分，水银三分，铅粉四分，扫盆六分，大梅片二分。

用法：共研末，先将铅粉同水银置杓内，同炼至枯，与前药同研细末，敷之。

【审查意见】此方解毒去腐之功尚佳，腐肉未尽者可用。

6. 溃疡第六方

主治：久患疮疡致身体消瘦，阴虚发热，心烦口渴者。

组成：淡竹叶一钱，生地黄二钱，生黄芪钱半，天、麦冬各一钱，全当归三钱，大玄参二钱，杭白芍二钱，灯心草五分。

用法：水煎服。

【审查意见】此方有补气、活血、滋阴、生津之功。

7. 溃疡第七方

主治：一切痈疽，破烂流脓。

组成：儿茶三钱，乳香三钱，没药三钱，梅片一钱，麝香二分，朱血竭三钱，汉三七三钱。

用法：共为细末，撒之。有水，加煅龙骨一钱；欲速收口，加珍珠一钱，蟹黄二钱（团剂蒸熟，取黄晒干，听用）；或用猪脂油半斤，去渣，和黄蜡一两熔化，倾碗内，稍温，加前七味调摊，贴痈疽破烂等症；若杖伤，则汉三七倍之；一用鲜鹿腿骨，纸包，灰内煨之，以黄脱为度，如黑焦则无用矣，为细末撒之，生肌甚速。

【审查意见】此生肌、收口、止痛之良剂，可备应用。

8. 溃疡第八方

主治：一切疮疡，已破未破者。

组成：当归一两，金银花一两，蒲公英五钱，净连翘五钱，荆芥一钱，生粉草三钱，烧酒一小杯。

用法：病久加生黄芪一两五钱，水煎，空心服。

【审查意见】此方以初起未破者，用之相宜。已破而病毒炽盛者，亦可取用。

9. 溃疡第九方

主治：一切疮疡，已经开口破溃者。

组成：真台麝一分，上冰片一钱，轻粉一钱，红升丹一钱，碎琥珀一钱，儿茶一钱。

用法：共研细末，敷于疮上，外用太乙膏贴之。

【审查意见】此方生肌收口，祛腐止痛，用之有效。

10. 溃疡第十方

主治：疮疡破烂，浓水淋漓。

组成：黄丹一钱，轻粉五分，枯矾钱半，大枫子二钱，大黄一钱，松香末二钱。

用法：麻油调匀，涂患处。

【审查意见】此方燥湿，制秘，防腐，消毒，可资应用。

11. 解毒紫金膏

主治：专治下部一切毒疮、腐烂作脓、臭水淋漓者。

组成：明净松香、皂矾各一斤。

用法：煅赤研末，香油调稠，用生葱、艾甘草煎汤，洗净患处再擦此药，油纸盖住，三日一换。

【审查意见】此方有防腐、制泌、吸收毒汁之效，可备外用。

12. 溃疡第十二方

主治：一切疮疡腐烂者。

组成：轻粉、蛤粉、青黛、石膏、黄柏各等分，冰片少许。

用法：共研细面，香油调搽。

【审查意见】有防腐、杀菌、消炎、燥湿之功。

13. 溃疡第十三方

主治：疮毒溃疡，久不敛口。

组成：赤石脂一两，血竭三钱。

用法：研细末贮之，如疼痛加冰片、麝香各少许，撒疮上，用纸盖定。

【审查意见】溃疡腐尽而不收口者可用。

14. 溃疡第十四方

主治：肌肉不生或肿痛者。

治法：黄炒血竭与白胶，石脂龙骨入油调，四宗药物各三钱，血余一团油内炸，再入黄蜡一两化，血竭胶香脂龙研，共入一处和均匀，离火冷收罐内用，肌肉新生痛自消。

【审查意见】此方有生肌收敛之功，可用。

15. 溃疡第十五方

主治：诸疮毒气壅盛，腐化成脓。

组成：当归、黄蜡各一两，麻油四两熬成。

用法：先将当归入油，去渣，再入黄蜡和匀，放冷水内，以瓷器收贮，用时将药摊在布上，贴患处。一方用白蜡而功效同。

【审查意见】此方有生肌活血、收敛疮口之功，用于溃疡排脓后肌肉不生、久不收口、毒汁未尽者，最为相宜。

16. 溃疡第十六方

主治：溃疡经久，肌肉不生。

组成：乳香、没药、龙骨各三钱，血竭二钱，黄丹五钱，香白芷二钱半，软石膏（火煅），洋冰片少许。

用法：上药共研细末，掺患处。

【审查意见】此系古方，可备应用。

（三）痈疽

1. 痈疽第一方

主治：一切痈疽无名肿毒。

组成：无名异一两，大白及五钱。

用法：共为细末，用陈醋、冷水各半和锭，陈醋研糊，用新毛笔一支，剪尖，洗净挑涂患处。

【审查意见】有消肿止痛之效，痈疽肿毒尚可应用。

2. 痈疽第二方

主治：一切无名肿毒，痈疽，发背，烂腿，臁疮，瘰疬，人咬等症。

组成：南星三钱，白芷三钱，半夏三钱，花粉三钱，川乌三钱（酒浸，去皮），草乌三钱（去皮尖），川贝母三钱，麝香一钱，山慈菇五钱（去毛），吸铁石五钱。

用法：以上各药，俱用生晒，研末。小症取少许置膏药中心贴之，大症先入疮口少许再贴之。

【审查意见】有通络、活血、解毒、杀菌之效。

3. 痈疽第三方

主治：痈疽发背，瘰疬，风疬，气疬等症。

组成：麻黄一斤（净），杏仁四两（热水泡，去皮尖，用砂钵擂烂，又入水同擂，去浊渣用清水），防风四两（去芦净），灯草一大把，地骨皮四两（去骨净），甘草四两，木鳖子十四个（去壳），头发一大把（温水洗净）。

熬膏法：不用柴炭，用白炭五十斤，用大铁锅一口，将前药入锅内，注清水二三桶，煮至五六分，看药水浓时，药渣滤起，药水另放缸中。又将前渣入锅内，再入水一二桶，又熬至五六分时，药汁又注前汁内，如前法三次去渣。将前二次汁并作一锅，熬至干，去黑铅、头发、灯草三味，瓷罐收贮。

用法：每服三钱，用好熟酒调膏服之，临卧厚被，以出大汗为度，徐徐去被。汗后用猪蹄煨食，恐人虚弱，以此补之，以复元气。

【审查意见】阴寒证可用。

4. 痈疽第四方

主治：痈疽发背，无名肿毒初起者。

治法：芙蓉叶用阴阳瓦焙干为末，再用土茯苓亦焙研末，各等分，醋调匀，以毛笔蘸药少许，照疮大小画一圈。

【审查意见】有消肿止痛之效。

5. 痈疽第五方

主治：痈疽初起，身热心烦，有似外感。

组成：山楂、南红花各二钱。

用法：水三杯，煎一杯半，温服取微汗。

【审查意见】有活血行瘀之效。

6. 痈疽第六方

主治：阴疽。

组成：附子三钱，人参三钱，生黄芪一两，当归一两，金银花三两，白芥子二钱，麦冬三钱。

用法：水煎服。内消法与阳证同，唯须另加生肌末五钱贴之，一日两换始可。

【审查意见】治阴证之通行方，未溃者不可服，嫌弃过于腻补也。

7. 痈疽第七方

主治：阳痈。

组成：金银花四两，蒲公英二两，生甘草二两，当归二两，天花粉五钱。（内散方）

当归一两，山甲片三钱，制乳没各一钱，丹皮三钱，金银花二两，生甘草三钱。（内服方）

用法：以上内散方，捣成药末，敷于膏药之上即可，其用法详下。如痈疽大毒已深入，则除内服之外，尚须以末药敷于膏药之上贴之，大约一个膏药敷末药二钱，贴上痛即可止，败脓尽出。此外再用内服方。

【审查意见】此清热解毒之专剂，可用。

8. 移山倒海丹

主治：痈疽生疮致命之地，此药能移至不致命处。

组成：真台麝香一分，真蟾酥三分，地牯牛四十九个。

用法：共研细末，滴水为丸，如小豆大，朱砂为衣。凡遇毒肿取一丸，水研，用新笔点药，从患处划引到不致命处，其肿自移，用针挑破，膏药贴之即愈。

【审查意见】此方移动疮疡之效是否可靠，姑存待试。

9. 痈疽第九方

主治：痈疽疔毒。

组成：沉香、广木香、乳香、丁香、苦葶苈各一钱，猪牙皂六分，绿矾六分（生用），川芎、巴霜各八钱。

用法：共为细末，枣肉合丸豌豆大。每服一丸，井水下，服后不可吃一切热物。如药不受，吐出药时，再服一丸。大人壮者用二丸，弱人小儿可用一丸，孕妇忌服。

【审查意见】有通便攻毒之力，体气壮实者可用，惟巴霜可减半。

10. 解毒膏

主治：痈疽，恶疮，疔疮，一切肿毒。

组成：川军、当归、赤芍、白芷、连翘、白及、桃仁、川乌、草乌、官桂、羌活、独活各一两，桃、柳、槐、桑、枣枝。

用法：煎膏，用贴患处。

【审查意见】有消炎止痛之效。

11. 仙方活命饮

主治：一切痈疽。

组成：穿山甲一钱，皂刺五分，川贝母一钱，甘草节钱半，乳香二钱，没药二钱，花粉二钱，白芷二钱，陈皮一钱，当归三钱半，银花三钱。

用法：水煎服。阴证，加黄芪三钱，肉桂一钱，炮姜二钱，麻黄一钱，去花粉；阳证，加黄芩二钱，连翘二钱，川军二钱，去陈皮。

【审查意见】仙方活命饮为治疮痈之圣药，有散瘀消肿、化脓生肌之功，可用。

12. 痈疽第十二方

主治：痈疽发背。

组成：银花五钱，防风三钱，白芷三钱，归尾三钱，陈皮二钱，浙贝母三钱许，天花粉二钱，制乳香二钱，制没药二钱（炮），穿山甲一钱（杵），皂刺钱半，连翘三钱，甘草节一钱。

用法：病在上部，加酒少许；病在下部，加牛膝少许。水煎服。

【审查意见】此仙方活命饮加味之方，治痈疽甚宜。

13. 痈疽第十三方

主治：各种痈疽以及胃肠痈等。

组成：粉丹皮四钱，瓜蒌四钱，桃仁四钱，朴硝三钱，大黄二钱，甲珠二钱，皂刺三钱。

用法：水煎服。

【审查意见】有排脓、攻毒之效，体实者可用。

14. 三妙膏

主治：痈疽发背，对口，疔疮，无名肿毒，瘟疫，流注，杨梅结毒，瘰疬，马刀，妇人乳痈，小儿丹毒，汤火烧灼，蝎起螫，金疮出血，或风寒所侵，骨节疼痛，及五积六聚痞块等症。

组成：紫荆皮、川独活、白芷、赤芍、菖蒲各二两，川大黄、黄芩、黄柏、千金子、当归、桃仁、红花、苏木、肉桂、荆芥、防风、羌活、麻黄、细辛、半夏、牙皂、乌药、川贝母、花粉、黄芪、银花、牛子、连翘、川甲、柴胡、苦参、僵蚕、白附子、鳖甲、全蝎、刺猬皮、草乌、大戟、天麻、巴豆、蓖麻子、山漆、防己、良姜、海风藤、白及、白蔹、甘草、血余各五钱，蜈蚣三条，蛇蜕一条。

用法：上药以二百两香油入大锅内，浸七日夜，再入桃、柳、槐、桑枝各二尺，慢火熬至黑色，去渣，再以文、武火熬至滴水成珠，大约得油一百六十两为准，离火上好南丹八十两，以槐木搅匀，再入下列各味：木香、沉香、檀香、降香、枫香、藿香、丁香各五钱，麝香五钱，珍珠一钱，冰片一钱，徐徐搅匀，再入樟脑五钱成膏，收贮听用。

【审查意见】此方治痈疽，初起可消，将溃可破，既破可敛，故曰三妙，洵良方也。

15. 痈疽第十五方

主治：无名肿毒，各种疮疡，初起红肿高大，未成脓者。

组成：金银花、玫瑰花、白菊花各二两，白砂糖三两。

用法：研末，药、糖拌匀，以水作成小饼，团如铜板大，厚约半分，重约一钱。每日空心服三片，白水送下。

【审查意见】此方有活血解毒之力，宜改作汤剂较佳。

16. 痈疽第十六方

主治：痈疽潮红肿胀症。

组成：蜂蜜半斤，葱白四两，锅底墨一碗。

用法：将三味共捣如泥，涂布于肿胀处，然后用净布包裹，或用绷带更好，肿甚者两三次，轻者一次确效。

【审查意见】有消炎止痛之效，可资试用。

17. 痈疽第十七方

主治：痈疽发背，疔肿毒等症。

组成：蟾酥一钱，雄黄三钱，白矾三钱，芙蓉叶二钱，儿茶二钱。

用法：研细末敷患部。

【审查意见】有散毒消肿之力，初起可用。

18. 痈疽第十八方

主治：痈疽肿毒。

组成：大壁虎十条，穿山甲五钱（炒），蝉蜕五钱，五倍子五钱，明雄黄一钱，麝香五分，冰片三分。

用法：共为细末，以少许渗在阳和解凝膏，或拔毒膏上贴之。

【审查意见】有杀菌消肿之功。

19. 痈疽第十九方

主治：胯疽未破者。

组成：红花三钱，当归四钱，乳香三钱，没药三钱，川芎二钱，黄丹三钱，桃仁三钱，赤芍三钱，香附四钱，连翘三钱，皂刺三钱，公丁香二钱，蒲公英三钱，广木香二钱，松香一斤。

用法：先将松香放铁锅熬化，再将各药放入，炸至黑焦，去渣再煎，至滴水成珠时，即离火，俟稍温摊于白粗布上，贴患处，同时再内服次方。

组成：当归三钱，川芎四钱，桃仁二钱半，连翘二钱，赤芍二钱，皂刺二钱，神曲二钱，瞿麦二钱，枳实二钱，香附二钱，茯苓二钱，党参二钱半，炙芪三钱，丁香二钱，沉香五分，没药二钱，乳香二钱。

用法：水煎，黄酒、童便各半杯为引，兑匀温服。

【审查意见】此方活血，消肿，解毒，止痛有效，内外兼施，功效更捷。

20. 痈疽第二十方

主治：骑马痈之初起未成脓者。

组成：当归二钱，甘草三钱，大黄一钱，穿山甲二钱，乳香二钱，没药二钱，香附二钱，僵蚕钱半，黑牵牛一钱，木鳖子三个。

用法：以上各药，用水、酒各半煎服，大便三四次，方可食粥，淡味饮食为妙。

【审查意见】此方有活血、解毒、消肿止痛之效，可用。

21. 痈疽第二十一方

主治：痈疽发背及一切恶疮。

组成：独茎苍耳草一根（连叶用）。

用法：细切不见铁器，用砂锅入水二大碗，煎至一碗。如疮在上部，饭后徐徐服；疮在下部，空心服。如吐出后，可再服，以药尽为度，疮破出脓，以膏药贴之。

【审查意见】功效尚难必定,存以待试。

22. 痈疽第二十二方

主治:对口疮。

用法:用臭水胶一片,火上烤软,贴于疮上,拔出毒水,流于疮外。用杜仲煎水,以新毛笔蘸洗干净,毒重者胶必破烂,再换新胶贴之,以毒尽为度。

【审查意见】祛腐有效,可资试用。

(四)疔疮

1. 疔疮第一方

主治:一切耳疔。

组成:鲜地骨皮二两五钱,轻粉三钱,香油六两,桐油少许。

用法:将鲜地骨皮入油内煎枯沥渣,熬至滴水成珠,再入银粉搅匀,贮瓶待用(七月七日、五月五日制成者佳)。

【审查意见】此方有清热解毒之效,可用。

2. 疔疮第二方

主治:疔疮。

组成:老明雄黄、川大黄、巴豆霜各三钱。

用法:共合一处,石臼杵烂如泥,以飞罗面、陈醋打糊为丸,如芥子大。量病轻重,每服八九丸至二十三丸以为度,热水送下。服后放屁则愈,如泄更好,泄三五次,以井水饮之则止。如病重不省人事,将药二十三丸研末滚水和匀,从口角边灌入,服后将病人扶起,坐定后即醒。

【审查意见】疔疮初起可用,但巴霜宜减轻用量。

3. 疔疮第三方

主治:疔疮。

组成:轻粉、蟾酥、硇砂各二分,雄黄三分,麝香一分,蜈蚣一分,金顶砒一分,风化硝三分。

用法：共为末，糊面搓成麦子大小，插入疮孔一粒，同时煎银花一两温服。

【审查意见】此方有解毒、杀菌、活血、镇痛之效。

4. 疔疮第四方

主治：疔疮发热恶寒，心烦恶心，肢麻甚者。

组成：野菊五钱，苍耳头三钱，豨莶草三钱，半枝莲三钱，地丁草三钱，蚤休二钱，金银花五钱。

用法：水煎服。心烦者，加连翘三钱，黑山栀二钱，淡黄芩二钱，川雅连五分，鲜竹叶三十片；极重者，再生磨大黄五钱冲服（若泻勿加）。

【审查意见】有清热解毒之效，可用。半枝莲即续随子之别名。

5. 疔疮第五方

主治：各种疔毒。

组成：雄黄钱半，紫草三钱，蟾酥一钱，麝香五分。

用法：研细末，点于患部，再煎服银花一两。

【审查意见】有止痛、消肿、活血、解毒之效。

6. 疔疮第六方

主治：疔毒走黄，头面发肿，毒气内攻，烦闷欲死。

组成：牡蛎三钱，山栀二钱，银花五钱，木通二钱半，连翘三钱，牛蒡子二钱半，乳香二钱，没药二钱，皂刺钱半，花粉三钱，大黄三钱，地骨皮五钱。

用法：水煎服。便秘者，加芒硝二钱。

【审查意见】治疔毒有解毒之功，初起可用。

7. 疔疮第七方

主治：蛇头疔。

用法：初起急用，头发扎紧指根，取癞蛤蟆一个，剖腹除肠（不可破胆）套疮上，以绳缚好，内服蟾酥丸即愈。

【审查意见】此方治疗毒初起有效。

8. 疔疮第八方

主治：蛇眼疔之未破者。

组成：蒲公英一两，金银花一两，连翘五钱，白芷三钱，川芎二钱，郁李仁三钱，松子仁二钱，生军三钱，全当归三钱，乳、没各三钱。

用法：水煎，早晚空心服。

【审查意见】解毒活血剂，可用。

9. 疔疮第九方

主治：各种疔疮之初起者。

组成：象皮六钱，穿山甲六钱，山栀子八十个，儿茶三钱，头发一两二钱，血竭三钱，硇砂三钱，黄丹（飞过），香油四斤，桑枝、槐枝、柳枝、桃枝、杏枝各五十寸。

用法：上药用香油煎枯，渣滤去。每油一斤，入黄丹六两，慢火熬至滴水成珠，再入血竭、儿茶、硇砂等末搅融，倾入凉水内，扯千余遍，拔去火气，瓷罐收贮。用时不宜见火，须以银杓盛之，重汤炖化，薄纸摊贴或用细布亦可。

【审查意见】此方对于疔疮，有消炎、散肿、行瘀之功，但须兼服解毒、活血之剂，始有确效。

（五）痄腮

1. 痄腮第一方

主治：痄腮。

组成：瓦松三钱至五钱。

用法：煎服。

【审查意见】有清热、败毒、止痛、消肿之效。

2. 痄腮第二方

主治：痄腮。

组成：靛花五钱，生石膏三钱。

用法：研细末，醋调敷。

【审查意见】有消散肿毒之效，初起可用。

3. 痄腮第三方

主治：痄腮。

组成：金银花四钱，苦桔梗钱半，板蓝根二钱，青连翘三钱，润玄参三钱，苇茎三钱，肥知母三钱，牛蒡子二钱，生甘草一钱，川贝母钱半（去心），粉丹皮钱半，卷竹叶一钱。

用法：水煎，温服。

【审查意见】此系清凉解毒之剂，痄腮用之定能有效。

（六）赤游风

1. 猴疳散

主治：小儿猴疳（原名赤游风，在小儿臀际、腿臂有红块者是）。

组成：黄连三钱，大黄三钱，黄芩三钱，赤芍三钱，象贝三钱，五倍子五钱，青果十四枚，冰片一分。

用法：上药煎汁收膏，涂患处，连涂四五次即愈。

【审查意见】血分有热者可用。

（七）鹅掌风

1. 鹅掌风方

主治：鹅掌风。

组成：五加皮五钱，地骨皮五钱，蛇皮一条，皂角三个。

用法：盐一酒杯，共用水煎洗，每日早晚洗两次，洗后不要下生水，连洗七八日，甚为有效。

【审查意见】有散寒祛湿之效。

（八）乳痈

1. 加味涌泉汤

主治：乳痈。

组成：王不留行三钱，白丁香二钱，漏芦二钱，花粉三钱，僵蚕钱半，穿山甲钱半，连翘二钱，瓜蒌皮二钱，皂荚五分，钩藤二钱，薄荷一钱。

用法：水煎服。

【审查意见】有活血、通络、清热之效，通行方。

2. 乳痈第二方

主治：妇人乳疮。

组成：陈年扫帚把一个（烧灰存性），露蜂窝一团（烧灰存性），上冰片三五分。

用法：三味共研细末，香油调搽患处。

【审查意见】此民间验方，可备试用。

3. 乳痈第三方

主治：乳痈初起未破者。

组成：金银花三钱，蒲公英二钱，甘草节一钱，没药一钱，归尾钱半，花粉二钱，角刺钱半，川贝二钱，桔梗一钱，朱染灯心草三十寸。

用法：水煎，兑黄酒一盅，食前服之。

【审查意见】清热败毒有效。

4. 乳痈第四方

主治：吹乳、妬乳、乳痈等。

组成：蒌皮三钱，制乳、没各钱半，青皮钱半，全当归二钱，白芷钱半，银花三钱，生草节一钱，醒消丸五分。

用法：分二次服，水煎，温服。

【审查意见】有活血散瘀之效，可用。

5. 乳痈第五方

主治：乳痈、乳岩。

组成：自当归二钱，芎藭钱半，黄花地丁三钱，山慈菇二钱，皂刺一钱，贝母钱半，红花钱半，炮甲珠一钱，漏芦二钱，制香附二钱半，天花粉钱半，甘草一钱。

用法：水煎服。

【审查意见】活血行气，解结通瘀，治乳痈可用，治乳岩恐无效。

（九）青腿牙疳

1. 青腿牙疳方

主治：青腿牙疳（紫斑病）。

治法：用生羊血一茶杯服之，连服一星期即愈。

【审查意见】疗效确否，姑存待试。

（十）瘰疬

1. 瘰疬第一方

主治：瘰疬。

组成：松香四两（熔化候冷），乳、没各四钱（砂锅炒焦），铜绿、血竭各三钱，生杏仁、生桃仁各一百粒，大红麻子仁三百个，大癞蛤蟆一个（活的）。

用法：共捣如泥，贴患处。

【审查意见】消肿止痛可用。

2. 拔毒万灵膏

主治：咽喉肿胀，饮食不下，胫项结核，瘰疬鼠疮，一切无名肿毒等。

组成：松香二两，红蓖麻六钱，轻粉二钱，樟脑二钱，梅片一分。

用法：先将轻粉、樟脑、梅片研末，后用铜锅坐火上，入红蓖麻化开，再入松香化融，加入药末三味搅匀，离火倾冷水内，以两手拉扯一千下，听用。以竹布摊极薄，贴患处，日一易，轻者一贴，重者三贴。

【审查意见】此方软坚，疏络，解毒有效。

3. 神效消瘰丸

主治：男妇各种瘰疬，鼠疮。

组成：海棠一两，归尾五钱，僵蚕、前胡、象贝各三钱，蝉蜕二钱，青皮五钱，赤芍三钱，柴胡二钱，红花二钱，云苓五钱。

用法：共为细末，糊为丸，梧子大，雄黄为衣。每服三钱，食后服。

【审查意见】活血散瘀可用，唯须久服方效。

4. 瘰疬第四方

主治：鼠疮，颈项结核如连珠串。

治法：以嫩槐木片为薄板（愈薄愈妙），其板之宽窄，按疮之大小定之。取数片浸于水中，再和白面圈围于疮上，盖槐片离肉不过一二分，要盖严。用官粉一两，艾叶一两，揉之成团，分灸于片上。若病人觉烧，替换木片，灸法如前。若疮已开口，勿用此法。内服何首乌、夏枯草、海棠，各等分，水煎服。

【审查意见】未破者可用。

5. 瘰疬第五方

主治：瘰疬。

组成：海棠、海粉、海带、海螺、海螵蛸、海昆布各等分。

用法：共为细末，炼蜜为丸，弹子大。每服一丸，临卧口中噙化。

【审查意见】海藻、海带等皆含碘质，有防腐强壮之作用，瘰疬用之，当能有效。

6. 瘰疬第六方

主治：瘰疬。

组成：生甲珠三钱，皂刺三钱，当归三钱，麻油一斤。

用法：先将油煎熟即下甲珠，炸见黄色，再下皂刺，当归煎成黑渣，将渣去尽。称分量多寡，再入黄丹照油之半，再复煎之，以滴水成珠为度。

【审查意见】行滞、疏络、活血之通行方，初起可用。

7. 消瘰丸

主治：各种瘰疬未溃、已溃、日久不愈。

组成：夏枯草八两，玄参五两，青盐五两，海藻一两，花粉一两，海带一两，贝母一两，海蛤粉一两，白蔹一两，薄荷一两，连翘一两，桔梗一两，当归二两，枳壳一两，川军一两（酒蒸），红花八钱，生地一两，甘草一两。

用法：上研细末，蜜丸梧桐子大。食后临卧，温水送下三钱，外以太乙膏贴之。

【审查意见】有化痰、清热、行滞之效。

8. 瘰疬第八方

主治：鼠疮。

组成：豆腐灰一钱，黄豆五钱半，水银五分，砒霜二分半，香油半斤，官粉二两，头发四钱，黄丹四钱。

用法：将豆腐灰、黄豆、水银、砒霜共为细末，先将油熬滚，再下头发煎枯黑，去滓离火，入黄丹，再入官粉，候成膏，用绢纸上摊药面，用香油调擦，过六日起去药，再贴膏药。

【审查意见】有拔毒杀菌之作用，尚可用之。

9. 香鱼汤

主治：鼠疮破烂、年久不愈。

组成：伽楠沉香三钱，芫花二钱，月季花二钱。

用法：共研细末，用大鲤鱼一条，去肠肚，将药末入鱼腹中，水、酒各一盅，煮熟，连鱼汤服之。

【审查意见】此方攻补兼施，瘰疬日久、已破溃者可用。

10. 瘰疬第十方

主治：瘰疬属痰火偏重者。

组成：川贝母一两（去心），粉桔梗一两，地骨皮四两，乌玄参四两，西甘草一两，淡海藻二两，北沙参四两，粉丹皮二两，淡昆布二两，川黄柏五钱，杭白芍二两，制天虫四两，大麦冬二两，朱砂一两。

用法：上药研细末，用紫蛤壳四两，海浮石四两，姜汁四两，煎汤，丸桐子大，晒干。每晨服三钱，每夕服四钱，淡盐汤送下。

【审查意见】有清热化痰之功。

11. 瘰疬第十一方

主治：瘿气久不消。

组成：海藻、海带、贝母、青皮、陈皮各等分。

用法：为末，蜜为丸，弹子大。食后噙化一丸。

【审查意见】此系古方，可资取用。

12. 瘰疬第十二方

主治：鼠疮年久不愈，已破、未破者。

组成：松香半斤，蓖麻仁六两，杏仁四十九粒（去皮），铜青一两，乳香一两，没药一两。

用法：用锅化开松香，倒石板上冷定，先将蓖麻仁、杏仁捣为泥，然后入各药，捣三千余下。如干，入麻油少许。捣匀成膏，贴之。

【审查意见】初起可用。

13. 瘰疬第十三方

主治：男妇忧郁不舒，致成瘰疬。

组成：川贝、昆布、牡蛎、白薇各一两，薄荷五钱，丹皮五钱，赤芍五钱，香附一两（制），橘叶八钱，夏枯草一两五钱。

用法：共研细末，水泛为丸，如绿豆大。每日空心，白水送下三钱。

【审查意见】此方有散结、解郁、理气之效。

14. 瘰疬第十四方

主治：瘰疬初起不红肿者。

组成：甘遂一两，乳香五钱，没药五钱，甘草一两，夏枯草一两。

用法：熬膏贴患处。忌房事、劳心力。

【审查意见】有消瘀行血之功，可用。

15. 瘰疬第十五方

主治：瘰疬初起未破者。

组成：肥皂角四两（连子），生、熟军各一两，夏枯草一两，海棠一两，玄参一两，蒲公英一两，丝瓜络一两（烧灰），玄胡索二两，牡蛎粉二两，白桔梗一两，瓜蒌一个（大者），山羊角四两，玻璃灰四两。

用法：以上共研细末，用水为丸。大人每服四钱，一岁小儿服一钱，二岁服二钱，三岁以至四岁至五岁服二钱半，七八岁三钱，十岁按大人三钱至四钱。开水送下，服后腹微疼，尿内现黑色。

【审查意见】体质壮实，湿痰凝滞者可用。

（十一）瘿瘤

1. 瘿瘤方

主治：瘿瘤。

组成：石榴树上之寄生一两，皂角五钱。

用法：共研细末，醋调匀涂患部。

【审查意见】有活血散结之效,轻症初起者可资应用。

(十二) 痔漏

1. 痔漏第一方

主治:痔漏。

组成:瓦松二钱半,马齿苋二钱半,甘草二钱半,五倍子、川椒、苍术、防风、葱白、枳壳、侧柏叶各钱半,焰硝五钱。

用法:水五碗,煎至三碗,先熏后洗,日用三次。

【审查意见】有清热消炎之效,可用。

2. 痔漏第二方

主治:痔漏。

组成:生口芪一两,口防风五钱。

用法:水煎服。外用槐花水频洗,以消为度。

【审查意见】虚弱者可用。

3. 痔漏第三方

主治:血漏。

组成:马齿苋、陈石灰、蕲艾、柳树根(红细)、旧棉花各等分。

用法:共合一处,放盆内烧之,用有孔盖盖盆上,熏肛门三夜即愈。

【审查意见】有清热消炎之效。

4. 痔漏第四方

主治:痔漏久不收口。

组成:血竭五钱,龙骨五钱,官粉二两,白芷五钱,黄丹三钱(水飞),石膏五钱,黄连五钱,海螵蛸一钱,黄柏一两,五倍子一两。

用法:上为细末。如疮孔管深,用竹管吹入漏管;如疮口浅,撒之可也。

【审查意见】有清热、杀菌、收敛之效。

5. 痔漏千金散

主治：痔漏或生漏管者。

砒霜五钱（白色明净者），白矾一两五钱（明净者），黄丹二钱（水飞过，二次焙干），草乌头二钱（为末，刮去皮，生用），蝎梢八个（入瓦上焙干）。

用法：共研末，贮瓶内。用时以甘草汤洗患处，将生麻油调药少许敷之。

【审查意见】有腐蚀性，患痔日久者可用。

6. 痔漏第六方

主治：一切痔漏。

组成：炙槐角二两，血竭、乳香、没药、蜂房、螳螂、黄连、苦参、悬蹄（烧灰）、地骨、蛇蜕、猬皮各钱半（炒黑），蝉蜕、甲珠、僵蚕各一两。

用法：共研细末，炼蜜为丸。早晚各服三钱，黄酒送下。

【审查意见】有活血疏滞、散结消肿之效。

7. 痔漏第七方

主治：羊奶漏疮。

组成：冰片五分，木鳖子三个（仁），海螺四个（肉）。

用法：共捣烂，香油和匀，以脱脂棉蘸药涂患处。

【审查意见】止痛消肿，初起可用。

8. 痔漏第八方

主治：痔漏。

组成：甘遂五钱，槐花五钱，归尾五钱，木香三钱，地榆五钱，公鸡肠一具。

用法：前五味药研细末，装鸡肠内缝好，入香油中炸存性，研末。每服二钱，开水送下。

【审查意见】有瘀热者可用。

9. 痔漏第九方

主治：痔疮。

组成：棉花子一斤（捣烂去皮），皮硝二两，苍耳子一斤。

用法：上药以水十五碗，煎至二分之一，熏洗半月痊愈。

【审查意见】此方洗痔颇有功效。

10. 痔漏第十方

主治：痔漏。

组成：刺猬皮二大张（新瓦上炙为末），象牙屑三钱，绿豆粉一两，槐花末一两五钱，青黛三钱，陈细生茶五钱。

用法：各研细末，煮大米饭为丸，如小豆大。每服三钱，食前空心，金银花煎汤送下。

【审查意见】清热，解毒，破瘀有效，痔疮可用。

11. 痔漏第十一方

主治：虫漏带血、年深日久不愈者。

组成：通大海一钱，牙皂一钱，椿白皮二钱，川大黄二钱，楝树根皮一钱，使君子二钱。

用法：水煎，空心服。

【审查意见】除湿，祛热，杀虫，可用。

12. 痔漏第十二方

主治：外痔。

组成：五倍子三钱，乳香一钱，没药一钱，当归三钱，苍术三钱，白芷三钱。

用法：研极细末，再加珍珠粉五钱，冰片一钱。再如能加熊胆二分，薄荷冰一分更妙。

【审查意见】有活血、燥湿、止痛、收敛之效，可用。

五、外科

13. 痔漏第十三方

主治：漏疮。

组成：黄柏一两，煅石膏一两，轻粉二钱。

用法：共研末，香油调搽，外用瓦松熏洗。

【审查意见】消炎杀菌，轻症有效。

14. 痔漏第十四方

主治：痔疮。

组成：荆芥、透骨草、川花椒、云胆矾、皂矾、皮硝、瓦松各三钱。

用法：水煎，先熏后洗。

【审查意见】清热解毒，初起可用。

15. 痔漏第十五方

主治：漏疮。

组成：雄猪苦胆七个（去皮）。

用法：荞麦面与苦胆和成一块为饼，用新阴阳瓦烧成黄色为度，共研细末。每服二钱，元酒送下，服完未愈，再服。

【审查意见】大肠有热者可用。

16. 痔漏第十六方

主治：痔漏，大便时疼痛。

组成：当归身、白术、防风、秦艽各钱半，黄柏五分，陈皮、大黄各八分，粉草、泽泻各一钱，红花钱半，桃仁三钱。

用法：水煎服。

【审查意见】活血，行瘀，止痛有效。

17. 痔漏第十七方

主治：痔漏。

组成：牡蛎三两（煅），大黄五钱，乳香三钱，没药三钱。

用法：共为细末。痔漏湿者干撒，干者以津调搽。

【审查意见】有收敛止痛之效。

（十三）臁疮

1. 臁疮第一方

主治：臁疮。

组成：麻油四两，头发三钱，爪甲一个，官粉三钱，古铜钱一个。

用法：将油煎红，先入头发、爪甲，俟焦后再入其他药，熬至滴水成珠，贮瓶待用。

【审查意见】有解毒杀菌之功，可资应用。

2. 臁疮第二方

主治：烂腿臁疮，滴血流脓，经年不愈者。

组成：龟板一个（煅末），煅龙骨五钱，生石膏三钱，儿茶三钱，枯矾三钱，黄蜡三两，葱头七个，麻油少许。

用法：共捣为膏，花椒水洗疮部，再照疮之大小，以油摊膏贴之。

【审查意见】燥湿防腐，收敛疮口可用。

3. 臁疮第三方

主治：臁疮。

组成：豆腐一斤。

用法：切二三分厚，贴在疮上，干即更换，连换必愈。

【审查意见】可备采用。

4. 夹纸膏

主治：臁疮破者。

治法：夹纸膏贴臁疮破，黄丹轻粉儿茶没，雄黄竭信银朱矾，油纸夹贴腐可脱。

以上九宗药各等分，研细末，将药面夹油纸上，周围用面糊贴住。

【审查意见】本方有防腐、收敛、消毒之功，可资应用，但臁疮最为顽固，恐难根治。

5. 三香膏

主治：臁疮初起。

治法：三香轻粉乳松香，研末油调纸内装，葱汤洗患方贴药，初起臁疮用此良以上三宗药品研细末，制法同前，贴患处，三日一换。

【审查意见】臁疮初起可用。

6. 臁疮第六方

主治：臁疮。

组成：炉甘石一两，密陀僧五分，冰片五分。

用法：共为细末。用甘草（水飞净），再用猪脂油捣烂去筋，同药末和匀，抹患处，油纸包好，外用绷带缠紧，不可解视。半月后再解，其病即愈。

【审查意见】有生肌、祛腐、止痛之效。

7. 臁疮第七方

主治：臁疮。

组成：龙骨、密陀僧、黄丹、枯矾、麝香各等分。

用法：共为细末，油调涂患处。

【审查意见】此方有敛疮消肿之功。

（十四）烂脚

1. 烂脚第一方

主治：烂脚

用法：黄牛粪于瓦上煅灰，和菜油调敷患处。

【审查意见】有燥湿收敛之效。

2. 烂脚第二方

主治：脚趾缝烂疮浸淫流水，日久不愈者。

组成：陈火腿骨五钱（米泔水漂尽盐味，烧枯），黄丹钱半，儿茶三钱。

用法：共研末，敷患处。

【审查意见】有吸收水分、收敛疮口之功。

3. 烂脚第三方

主治：烂脚。

组成：自死龟板（煅灰存性）。

用法：研末擦上（用麻油调敷亦可）。

【审查意见】有清热、消炎、制止分泌之效。

4. 烂脚第四方

主治：多年烂腿。

组成：陈石灰一钱，红升丹一分。

用法：研末外敷。

【审查意见】按：石灰有杀菌、渗湿之力，红升丹有祛腐生肌之效，对于多年烂腿，可资试用。

5. 烂脚第五方

主治：烂脚。

组成：石膏（尿浸半载，或一年者更好，取出干燥）一两，棺内石灰一两。

用法：共为末，麻油调搽。

【审查意见】此方有渗湿之作用，可备试用。

（十五）汤火伤

1. 汤火伤第一方

主治：烧疮。

组成：飞矾五钱，生杏仁三钱，血余三钱，黄丹三钱，官粉三钱，黄蜡五钱。

用法：柳条为引，共为细末，香油四两，调敷患处。

【审查意见】生肌润肤之方，可用。

2. 汤火伤第二方

主治：烧疮。

组成：香油半斤，血余一撮，白蜡四钱，轻粉八钱，槐条二十寸。

用法：上药放油内炸焦，搅冷搽用。

【审查意见】清热润肤，可用。

3. 汤火伤第三方

主治：滚油烧疮。

组成：瓦松一撮（烧灰存性）。

用法：研末，香油调搽患处。

【审查意见】润肤，清热，止痛，可资应用。

4. 汤火伤第四方

主治：烧疮。

组成：头伏西瓜皮。

用法：晒干，研细末，用蜜、香油调敷。

【审查意见】有清凉、滋润之效，可用。

5. 汤火伤第五方

主治：汤火伤。

组成：川黄连、黄芩、乳香、没药、滑石、粉草各等分。

用法：共研细末，鸡蛋清调匀，涂搽伤处。（如伤已破，可用药面干撒。）

【审查意见】清热，散肿，止痛，可用。

6. 汤火伤第六方

主治：汤火伤。

治法：用大蚌一只，置瓷器中，将蚌口向上，置无人处，其口自开。以冰片、麝香各二三分（研细末），先以一二分倾入蚌口，待蚌肉化为浆，再入少许，然后以浆搽于伤处。

【审查意见】有止痛、消肿之效。

7. 汤火伤第七方

主治：汤火伤。

组成：柳树叶。

用法：放瓦上焙成灰，以香油调搽患处。

【审查意见】通行单方，可备应用。

8. 汤火伤第八方

主治：烧疮。

组成：仙人掌一片。

用法：去净刺，捣成泥，贴患处，立止疼。

【审查意见】按：仙人掌性味苦寒，用于烧疮，有清热止痛之功。

9. 汤火伤第九方

主治：一切烧疮。

组成：香油一斤，川椒二两，柳枝二两，白黄蜡五两，官粉五两，槐枝二两。

用法：以上先取川椒、柳枝，用香油煎至味尽，去渣，熬至滴水成珠，再入官粉、白黄蜡即成。用时将此涂患处。若重者，可服解毒汤，大人连服二剂，十岁以下之孩童，每服分为两剂，药品列下。

金银花二钱，黑玄参二钱半，麦冬肉钱半，当归尾二钱，大连翘二钱，酒生地二钱，制乳香一钱，制没药一钱，酒黄连一钱，粉赤芍二钱，酒黄柏二钱，香白芷二钱，甘草节一钱，灯心、竹叶为引，水煎服。

【审查意见】内外兼治，用法甚善，可资试用。

10. 汤火伤第十方

主治：汤火伤，遍身溃烂疼痛，命在须臾者。

组成：银花、连翘、黄芩各钱半，生大黄、生甘草各二钱，黄芪、当归、茯苓各六钱。

用法：煎服。

组成：（外用）黄连、黄芩、黄柏、黄芪、薄荷各五钱，飞滑石两半。

用法：共研细末，以香油、猪肉各半调匀，搽患处。

【审查意见】此方有清热解毒之效，可用。

（十六）冻疮

1. 冻疮第一方

主治：一切冻疮。

组成：茄苗一两，黄酒三钱。

用法：如无茄苗时，用茄秆亦可，先将茄苗煎水，再加黄酒温洗四五次，即愈。

【审查意见】有活血消肿之效。

2. 冻疮第二方

主治：耳鼻及手足等部，因天气酷寒，或冰雪冻伤成疮而肿胀者。

组成：黄蜀葵根五钱，紫草根三钱，冬瓜皮五钱，巴豆二钱，番椒二钱，樟脑二钱，附子一钱，乳香一钱，没药一钱，生姜五钱。

用法：上十味共为细末，牛油、香油、黄蜡适量，熬作软膏，或入醋、酒煎汤。已破皮者，无须引赤剂，去巴豆、番椒为散，入麝香少许，每日三四，用温开水洗后，以指涂敷。

【审查意见】按：冻疮原为组织受酷寒剧烈之刺激，以致细胞崩溃，血液凝固而成。本方有消肿、祛寒、活血、润肤之功，用之必当有效。至以膏煎散剂，随症制宜，分别施用，亦甚恰当。

（十七）创伤

1. 创伤第一方

主治：刀伤出血。

组成：龙骨四两，象皮一两，乳香一两，没药一两，血竭一两，明儿茶一两，谷代一斤（即旧石灰），韭菜根四两，紫金一两五钱。

用法：研细末，贮瓶，临用撒之。

【审查意见】有止血、镇痛之效，为刀伤之良药。

2. 创伤第二方

主治：金刀伤。

组成：番降香一两，血竭五钱，陈松香一两，没药五钱，五倍子五钱，血余灰五钱，黄丹一两。

用法：研细末，敷患处。

【审查意见】止血，止痛可用。

3. 创伤第三方

主治：外伤出血不止。

组成：紫藤香（即降香佳者）。

用法：磁瓦镰刮下，石碾碾细，敷患处。

【审查意见】可资应用。

4. 创伤第四方

主治：一切刀伤，流血不止者。

治法：杀伤不透膜者，除用乳香、没药各一皂角子大，研烂，以小便半盏，好酒半盏，同煎。半温服。然后用此散，掺患者伤处：

乳香、没药、羌活、紫苏、蛇含石（童便煅三次）、草乌、厚朴、白芷、细辛、降香、当归、南星、轻粉、苏木、檀香、龙骨各三钱，麝香三分，花蕊石五钱（童便制）。

上十八味研极细，罐收听用，先用葱汤洗净患处，以此掺之，软棉纸盖扎，一日一换。

【审查意见】此系《洗冤录》花蕊石散方，止血有效。

5. 创伤第五方

主治：刀伤出血。

组成：人参五钱，三七三钱，冰片五分，朱砂五分，龙骨五钱，血竭五钱，甘石五钱，川连五钱，珍珠二钱，西黄一钱，血珀一钱，乳香五钱（去油），没药五钱（去油）。

用法：上药研细末，撒伤处。

【审查意见】活血，止血，定痛，可用。

6. 九仙丹

主治：一切刀疮斧伤。

组成：没药、乳香、儿茶、朱砂、鲜姜、三七、白芷、白蔹、寄奴各一两。

用法：共为细末，黄酒冲服一钱，白酒亦可。并敷患处，其效更捷。

【审查意见】有止痛及收敛之效。

7. 创伤第七方

主治：刀伤

组成：焦黄柏一两（炒黑），血竭五钱，紫荆皮一两（炒黑），儿茶一钱半，纹象皮五钱（炒），真梅片三分。

用法：共研细末，贮瓶待用，用时撒于患处。

【审查意见】有生肌、收口、止血之效。

8. 创伤第八方

主治：枪炮刀伤，跌打损伤。

组成：黄柏钱半，赤芍钱半，黄连钱半，黄芩钱半，丹皮钱半，地骨皮钱半，白药子根皮三钱，生地钱半，桑白皮钱半，当归钱半，木鳖子钱半（去壳），甘草钱半，三七四钱，白芷钱半，马蓼梢叶一钱（煅）。

用法：上用桐油三两，煎黄色，滤去渣，再煎油稍热，入细白板松香一斤，慢火煎，频以柳枝搅匀，乃入乳香、没药、黄丹各七钱，煎数沸，出火，滤去渣；用瓦钵盛清水八分，再滤药于钵中，搅二三百度，愈搅愈白，常以水浸五七日，一换水后，再贮入磁瓶内，勿令灰尘入内。用时量伤孔大小，取药少许，填于孔中，外用纸护之。

【审查意见】本方系清凉、止血之剂，寒证不宜。

9. 创伤第九方

主治：跌扑损伤，刀枪伤及皮破出血等。

组成：石灰四两（未风化者），初生鼠二至四个（未生毛者），苎麻叶四两（解者），蒲黄一两，三七五钱，五倍子五钱（多恐生瘤），乌贼骨一两，血竭五钱，乳香四钱，没药四钱，无名异三钱，儿茶三钱。

用法：将各药分别研极细，再合初生鼠、苎麻叶共捣千下，如泥做饼，俟干后研为极细末，入麝香、冰片少许，密盛瓷器中待用（一方加密陀僧，无鼠时以原蚕蛾代之）。用时撒少许于疮口，外封黄蜡，以布包之，但疮口必须洗净。

【审查意见】有止血、定痛、消炎、生肌、防脓之效。

10. 创伤第十方

主治：破伤流血不止。

组成：大梅片三分，当门子三分，辰砂二钱，明乳、没各三钱，子红花二钱，上血竭三钱，当归尾二钱，赤石脂五钱，煅龙骨五钱。

用法：研细末，瓶贮，掺之。

【审查意见】此方有镇痛收敛之功，作散剂外用，止血有效。

11. 创伤第十一方

主治：一切创伤。

组成：龙骨一钱，蟛蛸一钱，没药一钱，乳香一钱，象皮一钱，轻粉一钱，血竭一钱，赤石脂二钱，冰片三分，珍珠六分。

用法：共为细末，收贮，用时撒敷患处。

【审查意见】为生肌防腐之通行方，可用。

12. 创伤第十二方

主治：各种创伤。

组成：朱砂一分二厘，台麝一分二厘，梅片一分，儿茶二分半，乳香一分半，没药一分半，血竭一钱，南红花一分半。

用法：共为细末，搽患处。

【审查意见】有活血、止血、止痛之效，可用。

（十八）跌打伤

1. 跌打伤第一方

主治：跌打损伤。

组成：儿茶、血竭、白芷、当归、乳香、没药各二钱，榆皮、飞罗面各三钱，黄丹五钱，松香二钱，官粉二钱。

用法：共为细面，猪脂调擦患处。

【审查意见】活血、止血、镇痛有效。

2. 跌打伤第二方

主治：一切跌打损伤。

组成：自然铜、制乳香、制没药、朱血竭、川乌、归尾、半两钱各七钱，珍珠少许，海浮石三钱。

用法：共为细末，每服二钱，白酒送下。

【审查意见】有祛瘀、镇痛之效，可用。

3. 跌打伤第三方

主治：跌打损伤。

组成：土鳖、没药、龙骨、自然铜、当归、续断、红花、虎骨、广砂仁、朱砂、川军各三钱。

用法：上研细末，每服三钱，黄酒送下。

【审查意见】有活血散瘀之效。惟自然铜内服不宜。

4. 跌打伤第四方

主治：跌扑腰痛。

治法：先用葱白捣烂，炒热，将痛处擦遍。再用生大黄末、姜汁调敷，盖以粗纸。同时再饮黄酒二三两。

【审查意见】散寒止痛可用。

5. 跌打伤第五方

主治：腰腿筋骨疼痛难忍，并跌打损伤，瘀聚凝结等症。

组成：防风、荆芥、当归、祁艾、丹皮、鹤虱、升麻各一钱，苦参、透骨草、赤芍各二钱，川椒三钱，甘草八分。

用法：倘系血风等症及阴囊风，加附子、川乌、床子、苏叶各二钱。上药以水熬洗之。

【审查意见】本方有疏风活血、宣通瘀滞之功。对于风寒瘀滞疼痛、跌打损伤等症，用之有效。

6. 跌打伤第六方

主治：跌打损伤。消瘀散毒、舒筋活血、止痛接骨如神，兼去麻木风痰、寒湿疼痛等症。

组成：鹤筋草、透骨草、紫丁香根、当归、自然铜（醋炙七次，方可入用）、瓜血竭、明没药各一两，川芎八钱，半两钱一枚，赤芍二两，红花一两，川牛膝、五加皮、石菖蒲、茅术各五钱，木香、秦艽、蛇床子、肉桂、川附子、半夏（制）、石斛、萆薢、鹿茸各三钱，虎胫骨一对，麝香二钱。

用法：上药除没药、麝香、血竭三味各研末外，其余二十三味，先将香油十斤，微火浸药三日，后用急火熬，去渣，将油滴水成珠，再入先研三味药面，搅匀成膏，去火气，备用。

【审查意见】本方功能活血行瘀，宣达气机，温通寒滞，强筋壮骨。对于原方主治病症颇属合拍，可用。

7. 跌打伤第七方

主治：跌扑闪腰疼痛。

组成：广木香一钱，好麝香三分，共为细末。

用法：左疼吹右鼻，右疼吹左鼻，再令病人手上下搓之即愈。

【审查意见】此法治跌闪腰疼症，是否有效，尚待试验。

8. 跌打伤第八方

主治：损伤。

组成：柴胡一钱，花粉钱半，赤芍一钱，当归二钱，穿山甲钱半，桃仁钱半，红花钱半，川军钱半。

用法：水煎服。

【审查意见】有活血散瘀之效，可用。

9. 跌打伤第九方

主治：跌打未破，疼痛者。

组成：归尾二钱，柴胡钱半，穿山甲七分，红花七分，瓜蒌皮七分，粉草五分，桃仁十七个，大黄钱半。

用法：水二盅，陈醋一盅，煎一盅，食后服，以愈为度。

【审查意见】此活血行瘀之通行方，可用。

10. 跌打伤第十方

主治：跌打损伤。

组成：马钱子四两（去毛），乳香四两（去油），麻黄四两（去节），没药四两（去油）。

用法：共为细末，装瓶内，封口。如损伤处皮破，以干面将破处糊住，勿使受风；倘不破，用酒调敷；如腹中疼痛，将此药服下九分，黄酒送下，看人身体强弱而定；如年老或身体不壮者，少服。服药后约数分钟，腹中疼痛难受者为佳；倘要如常，再服九分。

【审查意见】此方有活血、散肿、止痛之功，可用。

11. 跌打伤第十一方

主治：打扑损伤。

组成：马钱子一两（去皮，用油炸），乳香一两（去油），没药一两（去油），柴胡五钱。

用法：头用川芎一分，臂用桂枝一分，腰用杜仲一分，腿用牛膝一分为引，共为细末，每服三四分，黄酒送下。妇女在行经时禁忌。

【审查意见】古方加减，可资应用。

（十九）骨折

1. 骨折第一方

主治：骨折。

组成：川甲珠五两，透骨草八两，地骨皮八两。

用法：用红公鸡一只，黄酒少许，放钵内捣泥，摊白布上，裹患处。

【审查意见】消瘀活血有效，可用。

2. 骨折第二方

主治：骨折刀伤。

组成：乳香四两，没药四两，马前子四两，血竭二两，自然铜二两，土鳖三两，龙骨二两。

用法：共研末，敷患处。

【审查意见】有活血生肌之功。

3. 白木耳散

主治：跌打骨折，青肿内伤。

组成：白木耳四两，麻油二两。

用法：将白木耳为末，麻油拌匀，每服一两，用好黄酒送下。

【审查意见】有活血通络之功，可备应用。

4. 骨折第四方

主治：肉破，骨碎，筋断。

组成：当归、川芎、白芍、熟地、防风、补骨脂、五灵脂、广木香、地骨皮各五钱，瓜儿血竭、乳香、没药各一钱。

用法：以上十二味，用夜合花树根皮五钱，同药入壶内，水煮，加烧酒，随多少入药。同煮一炷香之久，取汁温服。

【审查意见】活血镇痛，滋补骨质有效。

5. 骨折第五方

主治：骨折。

组成：（十岁至二十岁）麝香三分，猪血花、广皮、甘草各一两，乳香、没药各三钱。

（二十岁至四十岁）麝香四分，猪血花、广皮、甘草各一两，乳香、没药各一两。

（四十岁至百岁）麝香三分，猪血花一两，广皮、甘草、乳香、没药各三钱。

用法：以上六味为细末，拌匀。分为两半听用。乌鸡（白公鸡亦可）一只，无杂毛者，活将鸡毛拔去，去头足，急用斧头捣烂，将药末一半，撒于肉中，俟揉烂，将肉摊在新布，将所剩一半药，完全撒在鸡肉上，裹患处，外以宽布缠住，不可太紧或太松。上药时须切记时分。以十二时为准，不可太过，亦不可不及。过十二时不去药，结骨不开，亦为废人，切记切记。

【审查意见】以上三方，用量虽各不同，但均有疏络、活血、行瘀及增殖骨质细胞之功效，可资应用。

6. 骨折第六方

主治：筋断骨折。

组成：蒌苣子。

用法：微炒为末，每服三钱，黄酒送下，并外搽患处。

【审查意见】蒌苣子有疏通滑利之功，对于骨折是否有效，姑存待试。

7. 骨折第七方

主治：骨节损折。

组成：紫荆皮钱半，赤芍八分，广木香八分，桃仁泥五钱，生姜八分，自然铜八分，全当归一钱，红花五分，川断二钱，桑枝三钱（酒炒）。

用法：冬，加官桂四分；夏，加淮牛膝钱半。水煎服。

【审查意见】活血止痛有效。

8. 骨折第八方

主治：一切骨节损坏折断。

组成：鼠妇（俗名土板虫，又名仆鞋虫）五十个，半两钱五文（醋煅）。

用法：先将鼠妇焙干为末，再与半两钱，共为细末，分为三次，黄酒送下。

【审查意见】可资试用。

六、皮肤科

(一) 疥疮

1. 疥疮第一方

主治：疥疮

组成：艾一两，木鳖子三钱，雄黄二钱，硫黄一钱，大枫子肉二钱。

用法：共研末，揉入艾中，分作四条，每用一条，安阴阳瓦中，置被裹烘熏，后服通圣散。

【审查意见】本方有除湿、消肿、杀灭疥癣虫之功，可备应用。

2. 疥疮第二方

主治：疥疮。

组成：硫黄。

用法：研末，老葱白汁调和，贴碗上倒下，用艾火熏干，再研末。有脓干撒，无脓以唾液调敷。

【审查意见】硫黄为杀疥癣虫专药，依法用之，当能取效。

3. 疥疮第三方

主治：疥疮。

组成：硫黄、猪油、松香、雄黄各等分。

用法：将上药共为细末，调匀，铺于草纸上，卷成一卷，用火燃烧下滴碗内为膏，将膏搽于患处，以木炭火烤之。

【审查意见】有杀虫解毒之功。

4. 疥疮第四方

主治：疥疮。

组成：松香四两，川椒二两，白矾三两，轻粉五钱，黄丹五钱。

用法：上为末，陈茶油调搽。

【审查意见】有祛风、止痒、杀虫、解毒之效。

5. 疥疮第五方

主治：湿疥。

组成：硫黄二两，生豆腐四两，斜脂油二两，核桃仁三个，生杏仁五个。

用法：将硫黄研末，核桃、杏仁捣末，与豆腐、脂混合，装入布袋，每日晚间用砂锅炒黄土，再将布袋煨熟，向患处擦之，至水泡皮破不痒为止，擦冷再换他袋，以黄土燥干，即入被睡。

【审查意见】此方治疥有效，可资应用。

6. 疥疮第六方

主治：疥癣。

组成：硫黄一两，蛇床子一两（炒枯），生明矾、枯矾、花椒衣（炒过）、樟脑、冰片各五钱，银朱三钱。

用法：为末，生猪油捣如泥，调和少许，先将患处拭净，以此药少许搽之。

【审查意见】本方解毒、杀虫、止痒、燥湿之功甚佳，疥癣用之最宜。

7. 疥疮第七方

主治：面上似疥非疥，似癣非癣。

组成：蜗牛七个，鹿角霜一钱。

用法：共捣一处，猪胆汁调涂。

【审查意见】可备试用。

8. 疥疮第八方

主治：湿疥疮。

组成：大枫子五个（去皮），砒霜三分，硫黄三分，杏仁五个（去皮），桃仁五个（去皮），花椒钱半（炒），火药少许，轻粉少许，核桃二个（去皮），猪脂油一两。

用法：共研细末，捣和一处，用白纱布包，擦患处。其后再继以陈壳、干草火熏，使微出汗。此外并有内服方如下：

组成：生地五钱，荆芥二钱，牛子二钱，银花五钱，蒲公英三钱，木通一钱，当归三钱，茅术三钱，玄参三钱，甘草三钱。

用法：水煎服。

【审查意见】外搽方有杀疥癣虫之功。内服药有疏风、解毒、清利湿热之效。内外兼治，获效必捷。

9. 疥疮第九方

主治：疥癣。

组成：砒霜三钱，硫黄三钱，火药三钱，冰片一钱，鸽子粪三钱，水银三钱，生猪油一两，轻粉二钱。

用法：共为细末，猪油调擦。宜睡热处，微汗即效。

【审查意见】此治疥癣之专剂，用之必能生效。但刺激性甚强，不宜久用。

10. 疥疮第十方

主治：疥癣

组成：白砒二钱，水银三钱，大枫子二钱，细瓷器面二钱。

用法：共为细末，以鸡子一枚，上打开小口，去黄留清，将上药装于其内，外以七层麻纸糊口，筒瓦火上焙干，以鸡子皮发黑色为度。然后取出，去皮，共研细末。以猪脂调和药面，再用布包，擦患处。

【审查意见】此亦解毒杀虫剂，可用。

11. 疥疮第十一方

主治：风湿瘙痒疥癣疮等。

组成：苍耳子一两，浮萍五钱，地肤子三钱，豨莶草三钱，蛇床子三钱，防风二钱，梅苍术五钱，僵蚕二钱，蝉蜕二钱，白芷二钱，姜七片，葱三寸。

用法：水、酒煎服。

【审查意见】有祛湿散风之效。

12. 疥疮第十二方

主治：疥疮。

组成：大枫子二两（去壳），枯矾四两，蛇蜕、樟脑、蜂窠各五分（烧存性），水银五分，柏油烛四两。

用法：共为末，入烛油，次入水银，捣匀涂搽患处。

【审查意见】有润肤、杀虫之效。

13. 疥疮第十三方

主治：一切疥疮，不论新旧。

组成：硫黄五钱，火药五钱，侧柏叶六钱，头发六钱，羊油一两。

用法：共捣一处，将羊油调匀作丸，如胡桃大。用时将丸子以火烤热，搽抹患处，再用木炭火烤之，虽疼无畏，烤至不痛为妙。

【审查意见】疥疮可用。

（二）癣疮

1. 癣疮第一方

主治：顽癣。

用法：用大青铜钱烧红，放好醋内浸透后，再将钱取出，烧红，仍放前醋内浸，以醋稠为度。将此醋涂擦患处，每日不拘次数，十日后即愈。

【审查意见】有消肿、收敛、止痒之功。但治癣尚非根本疗法，以其缺少杀虫之药耳。

2. 癣疮第二方

主治：头上湿癣。

组成：生姜一两，葱白三根，蒜三个，韭菜根二两，雄黄钱半（研末），轻粉三钱（研末），枯矾三钱（研末）。

用法：共捣烂如泥，涂患处。

【审查意见】有刺激、杀菌之效。

3. 癣疮第三方

主治：皮肤癣疮，如生白花。

组成：黄丹钱半，雄黄三钱，硫黄三钱，南星钱半，枯矾钱半，密陀僧钱半。

用法：生姜水洗患处，姜水调擦。

【审查意见】有收敛、拔毒、杀菌之效。

4. 癣疮第四方

主治：钱癣。

组成：半夏一两（生）。

用法：研为极细末，装瓶内，量病之大小用药，配生米水（即将下锅米滚起之沫是也）调汤，用新棉花一块，趁热淋洗患处。

【审查意见】半夏味辛有毒，具燥湿散肿之功，钱癣用之，当能有效。

5. 癣疮第五方

主治：年久不愈干皮癣疾。

组成：小燕窠一两，松香三钱，南丹三。

用法：以上三宗，共捣细面，蓖麻油调敷，干后即搽。

【审查意见】可备试用。

（三）黄水疮

1. 黄水疮第一方

主治：黄水疮，脓包疮。

组成：土槿皮四钱，白茄根三钱，野菊花二钱，制枯矾钱半，西月石钱半，苦参片二钱。

用法：痒，加荆芥一钱，防风一钱；痛，加生山栀二钱；脓水多，加密陀僧二钱。入清水煎沸、去滓、滤清，熏洗患部。

【审查意见】此方有解毒、防腐、杀菌、制泌之效。但洗后须用外敷之药，方能收功。

2. 黄水疮第二方

主治：黄水疮。

组成：轻粉一钱，儿茶钱半，铜青八分，飞矾二钱，黄柏钱半。

用法：共为细末，香油调搽。

【审查意见】有清热、燥湿、解毒之效。

3. 黄水疮第三方

主治：黄水疮。

组成：松脂。

用法：研末，火纸裹烧滴碟中，香油调涂。

【审查意见】按：松脂有清热、燥湿、祛风、杀菌之功，用之有效。

4. 黄水疮第四方

主治：男妇及小儿湿热流黄水，形如云片。

组成：松香一两，猪脂油一两。

用法：先将松香研末，然后化猪脂油，共搅一处，贴之。

【审查意见】清热，燥湿可用。

5. 黄水疮第五方

主治：黄水疮。

组成：铜绿、官粉、绿豆、松香各等分，头发一把（烧灰）。

用法：上为末，作散剂撒之。

【审查意见】有渗湿、清热、杀菌之功。

6. 黄水疮第六方

主治：湿气痒疮，搔之分泌黄水，而成疮面。

组成：硫黄、樟脑、花椒、食盐、猪脂油各等分（生用）。

用法：共混合，捣细，用粗洋布包成一丸，上露布头，以便手握。用之擦患处，久则发热，猪脂即渐次溶解，药力随油渗出，浸被患处。

【审查意见】有杀菌、止痒、燥湿之力，黄水疮用之甚宜。

7. 黄水疮第七方

主治：局部发生黄水疮，自觉发烧，甚则痒如群蚁乱啮、乱窜，亦有表层化脓者。

组成：枯矾六钱，蛇床子五钱，苦参五钱，芫荽五钱，雄黄钱半，硫黄钱半，大枫肉钱半，川椒钱半，轻粉一钱，樟脑一钱。

用法：上为末，猪脂调敷。

【审查意见】此方燥湿、止痒、杀虫之功，颇属有效。黄水疮可用。

8. 黄水疮第八方

主治：黄水疮。

组成：黑豆油。

用法：搽患处即愈。

制法：用黑豆盛罐内，以铜丝底封了罐口，向下套在无底锅内，锅下放一碗，锅内罐外用木炭火烧之，油即流在碗内，取用。

【审查意见】可备试用。

(四) 天疱疮

1. 天疱疮第一方

主治：天疱疮。

组成：雄黄一钱，黄柏钱半，轻粉一钱，青黛二钱，滑石一钱，寒水石二钱（土煅），银朱钱半，辰砂五钱，铅粉二钱，侧柏叶一钱。

用法：上为细末，丝瓜叶打汁调搽。

【审查意见】此方吸收毒液之力甚大，可资外用。

2. 天疱疮第二方

主治：天疱疮。

组成：韭菜地上蚯蚓粪三钱，玄明粉二钱，滑石一钱。

用法：研细末，用新汲井水调匀，鹅毛润患处二三日后，洗净，用槟榔、天花粉、黄柏末各一钱，面粉四钱和匀，干掺即愈。

【审查意见】此方有清热、解毒之效。

(五) 秃疮

1. 秃疮第一方

主治：秃疮。

组成：窑内红土四两，百草霜一两，雄黄一两，胆矾六钱，榆白皮三钱，轻粉一钱。

用法：共为末，猪胆汁调匀，涂患处。

【审查意见】此方有清热、散瘀、杀虫之功，可资外用。

2. 秃疮第二方

主治：秃疮。

组成：当归五两，紫草一两，香油四两，黄蜡五两。

用法：用香油入当归、紫草二味，煎黑去渣，再入黄蜡溶化，俟冷敷之，即愈。

【审查意见】此方有清热、凉血、滋润肌肤之效，秃疮可用。

3. 秃疮第三方

主治：小儿白秃疮、癣疮。

组成：陈小麦一升（炒黑色），烟胶一两（即山猪皮炼成胶），生白矾五钱，枯矾五钱，石硫黄四钱（火化开存性），川椒五钱，白砒三钱。

用法：共为细末，用葱汤水先将秃痂洗净，然后以香油调搽患处。

【审查意见】有除湿、散风、杀虫、止痛之效。

（六）赘疣

1. 赘疣第一方

主治：身面赘疣（俗名瘊子），斑点黑痣。

组成：石灰一两，醋四两，甘遂末五钱。

用法：将石灰、甘遂二药浸醋中七日，以药水点之。

【审查意见】有腐蚀、收敛之功，可用。

2. 赘疣第二方

主治：开花瘊子或在头上或在手上。

组成：鼠妇。

用法：捣烂擦拔。

【审查意见】本方是否有效，存待试用。

（七）面部黑黯

1. 面部黑黯方

主治：面生黑黯。

组成：白牵牛、白僵蚕、白附子、白及、白蔹各等分。

用法：研细末，白蜜调匀，日日敷之。

【审查意见】此方有祛风、散结、除热、消毒之力，可用。

(八) 狐臭

1. 狐臭方

主治：腋下狐臭。

用法：每夜先用小便乘热洗之，继用陈醋和石灰敷患处。

【审查意见】此方有燥湿、收敛之功，可用。

(九) 脱眉

1. 脱眉方

主治：因患麻风，脱落眉毛。

组成：蕲蛇五分，苍耳叶钱半，杭菊花五钱，何首乌五钱，白蒺藜三钱，茉莉花钱半。

用法：煎汤，兑黄酒一杯温服。

【审查意见】此方能疏风、解毒、活血。麻风脱眉者可用。

(十) 脱发

1. 脱发方

主治：无故脱发。

组成：大生地一两，当归一两，甘草二钱。

用法：水煎服。

【审查意见】按：发乃血之余，若无故而脱落，岂非血液不足之明证乎？今以大量补血品投之，自能收获奇效。但有其他原因者，则非本品所能一概施治也。

（十一）风疹

1. 风疹方

主治：湿热风疹。

组成：炒芥穗三钱，苍术三钱，雄黄钱半，冰片一分。

用法：共研末，敷患处。有水，干敷；无水者，香油调敷。

【审查意见】有祛风、燥湿之力，风疹可用。

（十二）阴囊湿痒

1. 阴囊湿痒第一方

主治：睾丸湿痒。

组成：炉甘石一两（煅），蚌粉五钱，白矾二钱。

用法：共为末，扑之。

【审查意见】此方有清热、燥湿、止痒之效，可用。

2. 阴囊湿痒第二方

主治：阴囊湿痒。

组成：吴茱萸五钱，黄柏三钱，硫黄二钱，寒水石三钱，蛇床子五钱，泽泻五钱，槟榔三钱，白芷三钱，轻粉一分。

用法：共为细末，搽患处。先用吴茱萸三钱煎汤洗之，然后再搽药末于上。

【审查意见】此方有促进吸收、制止瘙痒之功。

3. 阴囊湿痒第三方

主治：阴囊湿痒。

组成：麻黄根、牡蛎、干姜、蛇床子各等分。

用法：四味为末，搽患处。

【审查意见】渗湿，散寒，兼能止痒，可用。

(十三)杂集

1. 杂集第一方

主治：风疮起泡，皮肤瘙痒难受。

组成：荆芥三钱，独活三钱，丹皮二钱，桂枝三钱，归尾二钱，白芷三钱，苍术三钱，枳壳三钱，没药二钱，赤芍二钱，香附三钱，生草一钱。

用法：引用川乌、橘红皮，水煎服。

【审查意见】此方有疏风、散寒、燥湿、止痒之功，风湿症可用。

2. 杂集第二方

主治：足缝足背溃烂，流注淋漓。

组成：黄丹二钱，老南瓜蒂一两（烧存性）。

用法：研细末，麻油调敷患部。

【审查意见】清热，败毒，止痛，燥湿有效。

七、花柳科

(一) 梅毒

1. 梅毒紫金丹

主治：远年近日梅毒，筋骨疼痛，日久腐烂，臭败不堪等症。

组成：炙龟板三两，好朱砂、石决明（七孔者佳，童便煅）各六钱。

用法：共为细末，水丸麻子大，每服一钱。如筋骨疼痛，用白酒下；腐烂者，土茯苓汤下。重者四十丸即愈。

【审查意见】此方有清血、滋阴之功，又分别引送药物，亦颇适用。

2. 碧云散

主治：梅毒入巅顶，以致头疼眼痛者。

组成：鹅不食草、川芎、青黛各一两。

用法：共为细末，患者口噙凉水，以管吹左右鼻中，取嚏为效。

【审查意见】有清热、解毒、止痛之效。

3. 八宝除毒汤

主治：梅毒久延不愈，或愈复发，或经误服提毒药。

组成：炒银花三钱，山慈菇四钱，川黄柏三钱，地丁草四钱，土茯苓八钱，宣木瓜三钱，生军一钱五分，酒炒炮射干一钱。

用法：煎汤，食前服。

【审查意见】驱梅消毒专剂，可用。但土茯苓忌茶，凡药中有土茯苓者，不可饮茶。

4. 梅毒第四方

主治：梅毒。

组成：轻粉（砂锅略炒存性）、核桃仁、制杏仁、黑芝麻（铁锅略炒存性）各三钱，大枣七枚。

用法：水煎服。

【审查意见】有驱癥、解毒、消肿之功，可备应用。

5. 梅毒第五方

主治：梅毒。

组成：轻粉、红粉、冰片、儿茶、乳香、没药、海螵蛸各二钱。

用法：共为细末，先以水洗患处，然后撒之。

【审查意见】有拔毒、渗湿、止痛之效。

6. 梅毒第六方

主治：梅毒。

【外用】

组成：龙骨、枯矾、冰片、珍珠、麝香各等分。

用法：共为细末，擦患处。

【内服】

组成：连翘壳五钱，自归二钱，赤芍三钱，瞿麦三钱，萹蓄三钱，黄芩二钱，花粉钱半，川军五钱，土茯苓五钱，蝉蜕钱半，防风三钱，乳香一钱，蜈蚣一条，斑蝥三个，全蝎一钱，银花五钱，桔梗钱半，芒硝三钱，车前子三钱，甘草三钱，虫窠（即蜂房）钱半。

用法：水煎服。

【审查意见】外擦药生肌收口有效，宜于破溃时用之；内服药有清热、解毒、通便之功，体壮实者可用。

7. 梅毒第七方

主治：梅毒。

组成：土茯苓三钱，川大黄二钱半，朴硝二钱半，木通二钱半，连翘壳二钱半，银花炭二钱半，桑叶二钱半，天花粉二钱半，甘草二钱。

用法：每服丸药一次，随服此汤药一剂。但于临卧时，宜用柳木棍寸许，含口内，令其毒涎流出。

【审查意见】有解毒、通便之效。

8. 梅毒第八方

主治：梅毒。

组成：杏仁七个，槐角七个，轻粉三钱。

用法：干枣为丸，土茯苓引下。

【审查意见】有驱癥、泻毒之功。

9. 梅毒第九方

主治：梅毒。

组成：轻粉一钱，黄丹二分，冰片一分。

用法：共研细末，先将患处洗净，后用此药撒患处，以愈为度。或以猪油调和，敷患处。

【审查意见】有拔毒、止痛、祛瘀、长肉之功，可用。

10. 秘制麝雄锭

主治：梅毒。

组成：西麝香四分，明雄黄八钱，轻粉八钱，漳丹六钱，红粉五钱，蜈蚣二钱半，血竭二钱，全蝎二十个，白檀香五钱。

用法：共研极细末，再用川椒、红花各三钱，煎成水，调和，即随加水银六钱，研不见星，和一处，作成锭，用口吸之，与吸烟同。

【审查意见】本方既为口吸，当然此烟气随肺脏之瓦斯交换，达于血液，以灭病菌。但须量人强弱，斟酌行之，且宜常漱口齿，以防发炎。

11. 梅毒第十一方

主治：杨梅大疮。

【内服药】

组成：桃仁三钱，杏仁三钱，轻粉三钱（炒），茶叶三钱，儿茶三钱，红粉三钱。

用法：共研末，炼蜜为丸，作七丸，每日服一丸，食前开水下。

【外敷药】

组成：轻粉二钱，红粉二钱，儿茶二钱，冰片五分。

用法：共研末，敷上。

【审查意见】内服、外敷兼筹并顾，体实者宜用。

（二）下疳

1. 下疳第一方

主治：下疳溃烂。

组成：赤金三十张，牙硝六钱，枯矾四钱，水银八钱，皂矾一钱，朱砂一钱。

用法：外加麝香、冰片，照《医宗金鉴》红升丹升法制之，敷患处。

【审查意见】此方有拔毒、生肌、长肉、驱癥之效。

2. 下疳第二方

主治：下疳。

组成：红粉、轻粉、冰片、儿茶、月经布（烧焦）各等分。

用法：共研细末。湿者以药末干涂；干者以香油调匀，涂患处。

【审查意见】有拔毒、渗湿、生肌之功。

3. 下疳第三方

主治：下疳及梅毒。

治法：疳疮。先以土茯苓二两，煎水洗之，洗净后，用轻粉二钱，冰片五分，鸡蛋皮五钱（焙黄），共研细末，撒患处，以病大小，酌量用之。

梅毒疮。土茯苓四两，金银花二两，甘草一两（炙），水煎服。一日分数次用完，连用七服。外用此药水洗，日洗一次，七日服完，十四日断根。

【审查意见】有清热、解毒之效，可用。

4. 下疳第四方

主治：下疳溃腐，溲时痛者。

组成：槐花蕊三钱，槐角三钱（均炒焦），生草梢一钱。

用法：上药研末，用陈酒送下，如不能饮陈酒，用开水送下。每料作二次服，每日服二次。

【审查意见】须与外治之药同时并用，方有确效。

5. 下疳第五方

主治：下疳溃烂。

组成：儿茶一钱，轻粉三钱，炉甘石一钱，西黄一分五厘，杏仁霜五分，梅片三分。

用法：研极细末，用麻油调敷。

【审查意见】解毒防腐，生肌收口，可资选用。

（三）横痃

1. 横痃第一方

主治：便毒。

组成：大黄、当归、金银花各三钱，白芷、穿山甲、甘草节各二钱，黑丑、僵蚕各钱半。

用法：水煎服。

【审查意见】有攻毒散结之功。

2. 横痃第二方

主治：便毒肿硬作痛者。

组成：归尾、粉草、熟大黄、黑丑捣碎各三钱，僵蚕、贝母各二钱。

用法：用水、酒各半煎服。

【审查意见】解毒、破瘀、通便可用。

3. 横痃第三方

主治：鱼口。

组成：红花一钱，归尾一钱，皂刺一钱，川军二钱，连翘一钱，苏木一钱，甲珠一钱，石决明一钱，僵蚕一钱，乳香一钱，贝母一钱，二丑一钱。

用法：水三盅，酒一盅煎八分，空心服，行五六次，食稀粥补之。壮人加川军四钱，二丑一两，酌量用之可也。

【审查意见】有活血、解毒、破瘀之效。

4. 横痃第四方

主治：鱼口已破者。

组成：珍珠、儿茶各等分，麝香少许，煅轻粉、雄黄、枯矾各等分。

用法：共研细末，贮瓶待用。

【审查意见】有杀菌、止痛、收敛之效。

5. 横痃第五方

主治：横痃。

组成：山甲片、生半夏、皂角刺、大蜈蚣、真阿魏、千金霜、山慈菇各等分。

用法：用菜油煎膏，去渣，入轻粉撒膏摊贴之。

【审查意见】有清热、解毒、止痛、排脓之功。

6. 横痃第六方

主治：横痃。

组成：宣木瓜三钱，赤芍钱半，银花三钱，生地三钱，丝瓜络钱半，五加皮钱半，归尾钱半，木通一钱，乳香钱半，牛膝三钱，桑枝尖四钱。

用法：水煎服。

【审查意见】有活血解毒、疏通经络之功，可用。

(四) 淋浊

1. 淋浊第一方

主治：淋症。

组成：琥珀一分半，海金沙二钱，细木通一钱，辰砂三分，黄柏钱半，牛膝一钱，甘草梢一钱。

用法：水煎，空心服。

【审查意见】此方有利水除湿之功，可备应用。

2. 淋浊第二方

主治：血淋。

蒲黄二钱半（炒），木通二钱，滑石二钱半，生地三钱，归尾三钱，甘草一钱，栀子二钱，竹叶三钱，大蓟二钱，车前子二钱。

用法：水煎服，连服二剂即可痊愈。

【审查意见】有凉血、利水之效，热证可用。

3. 淋浊第三方

主治：淋症（由热而来者）。

组成：萹蓄三钱，瞿麦三钱，生地三钱，木通钱半，栀子二钱，大黄二钱，草梢二钱，车前子钱半。

加减法：火盛者，加黄连一钱，黄柏钱半；有血，加刘寄奴二钱；痛盛者，加川楝子钱半；涩痛，倍加甘草梢一钱。

【审查意见】有清热利尿之功。

4. 淋浊第四方

主治：淋浊溺血。

组成：斑蝥七个（去翅虫），大黄三钱。

用法：研极细末，每用以开水冲服二三分。

【审查意见】斑蝥有破血之功，但非有血积之症，不可轻用。

5. 淋浊第五方

主治：男子五淋。

组成：川牛膝三钱，黄柏三钱，滑石粉三钱，细甘草三钱。

用法：久则加龙骨三钱。水煎服。

【审查意见】有利尿清热之功。

6. 淋浊第六方

主治：五淋白浊。

组成：牡蛎粉三钱，川军三钱，芡实三钱。

用法：共为细末，用鸡蛋清两个和成一块，再用生草三钱，煮水送下。

【审查意见】淋久不止者，此方有效。

7. 淋浊第七方

主治：淋症。

组成：斑蝥六个（去足），南茴六钱，良姜六钱。

用法：共为细末，分作三副，用鸡蛋三枚搓开口，将药装入，用纸封口，入木炭火内烧熟，连皮研末。每晚用一枚，以开水送服后，即极渴思饮，用灯心、竹叶少许，熬水饮之，愈渴愈饮，汗出遍体即愈。白淋用红鸡蛋，红淋用白鸡蛋。

【审查意见】本方治寒证或可用。

8. 淋浊第八方

主治：男子下寒作淋。

组成：炒吴萸二钱半，川牛膝二钱，牡蛎二钱半，龙骨二钱半，西枸杞二钱半，肉桂钱半，盐故纸二钱半，盐茴香二钱半，栀子核二钱，细木通二钱，车前子二钱半，泽泻二钱半，猪苓二钱半，苍术二钱，川楝子二钱，生甘草钱半。

用法：水煎服。

【审查意见】有散寒利水之功，可资应用。

9. 犀角牛膝汤

主治：急性细菌性血淋。

组成：车前子二钱（布包），生栀子二钱，生地黄二钱，紫菀三钱，犀角一钱半，川黄连一钱半，晚蚕沙三钱，牛膝三钱。

用法：生藕捣汁及水煎服。

【审查意见】凉血清热有效。

10. 淋浊第十方

主治：五淋白浊等症，茎中作痛难忍者。

组成：赤苓三钱，车前子三钱，泽泻三钱，川牛膝二钱，麦冬三钱，菖蒲三钱，益智仁二钱半，远志二钱半，莲子心二钱，地骨皮二钱，黄芩二钱，甘草梢二钱。

用法：水煎服。

【审查意见】本方有行水泻热之效，可用。

11. 淋浊第十一方

主治：急性淋尿道疼痛难忍。

组成：上银花一钱，萹蓄草一钱，甘草一钱，刘寄奴一钱，竹叶一钱，灯心草一钱。

用法：白糖引，水煎，服三剂。

【审查意见】有清热利水之功，病症轻微者有效。

12. 淋浊第十二方

主治：淋浊等症。

组成：白古月十四个（另捣面），大红枣六个（煮熟去皮核），葱白六寸。

用法：以上共和一处，捣如泥。将男左手心擦热搽上，再将阳物上完全搽上，用白布裹好，俟全腿出汗即愈。出汗后，再用花椒葱胡煎汤洗净为妥。若不愈，照方再行第二次，必愈。

【审查意见】本方用于湿寒证有效。

13. 淋浊第十三方

主治：淋浊。

组成：大黄一两，韭子一两，芡实一两。

用法：共为细末，炼蜜为丸，如绿豆大。每服三钱，服完一料即有效，服三料即止。

【审查意见】此方有补肾、除湿、泻浊之功效，可资应用。

14. 淋浊第十四方

主治：赤白浊。

组成：萆薢五钱，菖蒲五钱。

用法：水煎服。

加减方法：虚者，加辽沙参三钱；气结者，加乌药三钱；寒结者，加干姜一钱；精结者，加木通二钱。

【审查意见】萆薢有分清祛浊之效；菖蒲有利窍、止痛、消肿之功。对于浊症可以应用。

八、耳鼻咽喉科

（一）耳病

1. 耳内流脓

（1）耳内流脓第一方

主治：耳内出脓水。

组成：制炉甘石、冰片、真川连各一钱。

用法：同研细末，先用棉花揩去脓水后，以指甲挑药少许于耳内，待其结痂，则脓水无矣。

【审查意见】有清热、渗湿、止痛之效。

（2）耳内流脓第二方

主治：耳内流脓。

组成：指甲五分（火炮），梅片一钱二分。

用法：共为细末，搽之。

【审查意见】止痛，燥湿有效。

（3）耳内流脓第三方

主治：耳内出脓及血水肿痛。

组成：人指甲二钱（焙焦，研），黄柏五分，铜绿五分，儿茶五分，梅花冰片五分。

用法：以上共研细末，将药吹于耳内，数次自愈，不论左右轻重，吹之有效。

【审查意见】通行方，可用。

2. 耳边生疮

（1）耳边生疮第一方

主治：男妇耳边上生疮。

组成：磁罐耳一对，青黛一钱。

用法：先将罐耳研细，再与青黛研和一处，用香油调搽患处。

【审查意见】有清热败毒之效。

（2）耳边生疮第二方

主治：耳边疮疡。

组成：生石膏一两（甘草水飞七次），硼砂五钱，朱砂三钱，冰片二分。

用法：共为末，香油调搽，口疮干搽。

【审查意见】有清凉、防腐之效。

3. 昆虫入耳

（1）昆虫入耳第一方

主治：昆虫入耳。

组成：净香油十滴，鸡子清十滴，轻粉少许。

用法：上方先将轻粉研极细，和入香油内，纳鸡子清拌匀。每以少许滴入耳中，侧面安卧，俟一时许，其虫自出。

【审查意见】杀虫，清热有效。

（二）鼻病

1. 衄血

（1）衄血第一方

主治：鼻衄。

组成：连翘二钱，忍冬一钱，甘草一钱，桔梗二钱，生地五钱，丹皮二钱，栀子炭三钱，侧柏叶二钱。

用法：水煎，早晚空心服，连服二剂愈。

【审查意见】有清热、凉血、止血之效，可用。

（2）加味四生饮

主治：齿衄，舌衄，头重昏朦，面红，鼻内痒感，脉洪大而芤。

组成：生地黄一两，生侧柏叶三钱，生荷叶一个，生艾叶三钱，败棕炭三钱，杭寸冬五钱。

用法：为大人一日量，小儿用三分之一。风寒者，加黑芥穗、薄荷叶；由鼻黏膜破者，加茅花色白及，外用冷水浴鼻部及后头部。以乱发烧灰存性，吹鼻孔中，附子捣饼贴足心；若虚寒瘀热，加香附、木香，并用消毒棉纱片塞鼻孔内。上方清水煎，去滓（如用薄荷叶须后入），空腹微温服。

【审查意见】有凉血、清热之效，血热妄行者可用。

（3）人中白散

主治：鼻血。

组成：人中白一钱，血余炭一钱，麝香一分。

用法：共研细末，吹鼻少许。

【审查意见】此乃治衄专剂，有降火、清热、止血之效。

（4）衄血第四方

主治：鼻衄。

组成：人乳一杯，黄酒一杯，童便一杯（男童的）。

用法：以上三味，共合一处，温饮，忌一切辛辣。

【审查意见】是否确效，姑存备用。

（5）衄血第五方

主治：衄血。

组成：大蚯蚓十数条。

用法：将蚯蚓捣烂，用井花水调稀，随症服之，轻者澄清，重者连渣汁饮。

【审查意见】此方有清热凉血之效，头部充血症可用。

（6）衄血第六方

主治：衄血。

用法：用古砖两个，细绳一条，将砖绑于绳之两端，搭在脖项上，再以发灰（适宜量），开水冲服。（如系男患者，可用女人头发烧灰；女患者可用男人头发烧灰。）

【审查意见】此方一面以绳缚颈，阻止血液上涌；一面用内服发灰以止血，较独用铜钱串压法者，功效更佳。

(7) 衄血第七方

主治：鼻衄出血，大流不止。

组成：生地八钱，石膏五钱，茜草三钱，栀炭二钱，侧柏叶二钱，生杭芍三钱，当归三钱，白茅根二钱，酒军四钱，生祁艾钱半，大青叶钱半，黄芩一钱，阿胶三钱，贯众炭一钱，甘草八分，引藕节七个。

用法：水煎，温服。

【审查意见】肺燥血热者，可资应用。

(8) 衄血第八方

主治：鼻中出血不止。

用法：用发烧灰，加乌梅一个，共研细末，吹鼻立止。

【审查意见】此方有止血、收敛之效，可用。

(9) 衄血第九方

主治：鼻血流出不止。

用法：用铜钱一吊，压于肩下，其血立止。

【审查意见】不如置于项部，功效较捷。

2. 鼻中生疮

(1) 鼻中生疮第一方

主治：鼻中生疮。

组成：生大黄一钱，黄连一钱，麝香一分，冰片一分。

用法：各研细末，以生油调搽。

【审查意见】此方有消肿止痛之效。

3. 鼻流浊涕

(1) 鼻流浊涕第一方

主治：鼻塞不闻香臭，时流浊涕。

组成：抚川芎二钱半，北柴胡二钱半，野台参三钱，白芥子钱半（杵），金毛狗脊二钱半（去净毛），石菖蒲二钱半（微炒），净升麻二钱，毛辛夷二钱，香白芷钱半，甜杏仁二钱半（杵）。

用法：上药用葱一大根为引，水三盅，煎八分，食后微温服。

【审查意见】此系升阳降浊之法，有兴奋嗅觉之作用。

（2）鼻流浊涕第二方

主治：肺热，鼻出花红涕，脉细数。

组成：银花三钱，桑叶三钱，白茅根三钱，山栀钱半，玄参三钱，夏枯草三钱，浙贝三钱，丹皮二钱，冬青子三钱，稻根三钱，石决明三钱，青果三枚，藕节二枚。

用法：水煎，温服，数剂即愈。

【审查意见】通行方，有清热之功，可用。

（3）鼻流浊涕第三方

主治：鼻流浊涕。

组成：苍耳仁四钱，薄荷一钱，冰片五分，川芎三钱，辛夷五钱，白芷五钱，生石膏八钱。

用法：共研细末，贮之，勿泄气，用时以茶清调二钱服之。

【审查意见】有清热、通窍之功。

（三）咽喉病

1. 咽喉肿痛

（1）咽喉肿痛第一方

主治：咽喉肿胀，疼痛难忍。

组成：轻粉、大黄、鼹鼠霜、赤小豆各二分。

用法：上四味糊丸。用丁香五分、大黄、川芎各一钱，土茯苓四钱，煎汤送下。

【审查意见】本方有败毒散结之效。但轻粉性最燥烈，用时宜以枣肉为丸，服后口含柳枝，以免口齿肿烂之患。

（2）咽喉肿痛第二方

主治：咽喉肿痛。

组成：秋石一钱，生地二两。

用法：共捣烂为丸，如桂圆大，白水送下一丸。

【审查意见】宜加生军、桔梗、薄荷、丹皮、射干等。

（3）咽喉肿痛第三方

主治：阴虚喉痛。

用法：患者急以猪脂油一茶匙，用滚开水冲服，次日即愈。

【审查意见】本方有利肺润燥之功，可用。

（4）咽喉肿痛第四方

主治：喉痛肿胀。

组成：防风三钱，生地四钱，白芍三钱，银花四钱，连翘四钱，丹皮四钱，薄荷六钱，贝母二钱半，青果二十粒（打碎），麦冬三钱，通大海三钱，甘草一钱。

用法：胸膈加瓜蒌五钱，亦可用针刺颊车，以火罐外拔之。

【审查意见】初起表证未除，热多寒少者宜用。

（5）六神丸

主治：咽喉肿痛，并消散疔痈外症。

组成：杜蟾酥一钱，真西黄钱半，藤黄一钱，珍珠粉钱半，羚羊角一钱，麝香一钱。

用法：烧酒化蟾酥为丸，如芥子大，百草霜为衣。每服七丸，开水化服，徐徐咽下。

【审查意见】此系雷氏原方，有清热消散之效，可备应用。惟烧酒作丸，与喉症不宜，如能用青果汁作丸，较与喉证相宜耳。

（6）吹喉散

主治：一切喉咙肿烂。

组成：天竺黄二钱，镜面砂钱半，上梅片二钱，射干二钱，硼砂二钱，胆矾一钱，常山片五分，薄荷冰钱半，珍珠五分，牛黄二分。

用法：共为细末，吹患处。

【审查意见】有清热败毒之效，可用。

（7）牛黄立效丸

主治：咽喉肿痛，口舌生疮，颔颊赤肿，热痰壅塞等症。

组成：马牙硝二两，寒水石二两，生石膏二两，炙甘草一两五钱，胆南星八钱，紫石英五钱（煅，水飞），牛黄二钱半，龙脑二钱半，麝应香二钱半。

用法：共研末，蜜和丸，每重三钱。喉干，薄荷汤送服。

【审查意见】此系加味牛黄凉膈丸，可资应用。

（8）咽喉肿痛第八方

主治：喉肿痰壅。

组成：猪牙皂七个（烧焦，刮去皮）。

用法：水煎，人乳作引冲服，停一二时，吐痰即愈。

【审查意见】初起时，可用以救急。痰吐后，宜随证疗治以善后。

（9）咽喉肿痛第九方

主治：咽喉肿闭。

组成：陈皮二钱，砂仁一钱，枳壳一钱，白桔梗钱半，甘草一钱，全当归钱半，鼠粘子二钱，玄参钱半，丹皮钱半，白芍药一钱。

用法：水煎服，并针合谷、少商、颊车、天突等穴。

【审查意见】本方有行气、清热、利肺之功,可用。

(10) 咽喉肿痛第十方

主治:老少气滞喉壅、声音不亮,饮食少思等症。

组成:百合一两,生冬花一两,生知母一两,川贝母一两(去心),炒枳实一两,剪云苓一两,木贼一两,白桔梗一两,甜杏仁一两,川大黄五钱,槟榔一两,屈臣氏化塔饼四个,大甘草四钱。

用法:各另研粗末。大人每服一钱,多则钱半;十岁以下,每岁一分,不可多服。水煎,空心屡次服。

【审查意见】本方有清热利肺、消导之功,可备用。

(11) 咽喉肿痛第十一方

主治:走马喉。喉内及两耳垂下俱肿,间发寒热,六脉洪大。

用法:用六合汤,加葛根二钱,柴胡一钱,细辛五分,水煎,漱喉而服。次日再加角刺、归尾、赤芍、草河车各二钱,生军五钱。水煎,温服,间时向喉内吹八宝如意散,可以消肿。

【备考】(一)按此病系急症,其脉沉细者必死;(二)患此症者,如痰多时,可照上方加海浮石三钱,制半夏二钱,煎服;(三)患此症者,如身热恶寒,照上方加羌活、苏叶各一钱,煎服。并针合谷、少商各穴,勿令出血为妙。

(12) 咽喉肿痛第十二方

主治:白色喉风、喉内白而不肿,或生红肿烂,通身炎热,怕寒,口干舌燥,言语不真,六脉不数而迟。

用法:用六合汤加苏叶、羌活各一钱,柴胡五分,葛根二钱,花粉钱半,生服。同时兼以舌津化咽八仙锭一锭,同时向喉内吹神效平安散,功能散毒消肿。

【备考】此症患处如变红色,仍用六合汤,加酒炒黄芩、盐炒玄参各二钱，炒山栀、木通各一钱。煎服，两剂可愈。

（13）咽喉肿痛第十三方

主治：淡红喉风，喉内两边肿连小舌，喉塞不通，左关脉弦紧。

用法：用六合汤加葛根、羌活、苏叶各二钱，煎服。同时向喉内吹八宝如意散，可以消肿。

【备考】（一）此症急者，其患处可以银针挑破；（二）病者痰多，必须去之，祛痰之法先令病人以温水漱口，次吹药入喉内，令其垂头，流去痰涎，迨痰涎少止，仍以温水漱之；（三）临症先诊其脉，如系绝症则不治；（四）动针千万不可伤小舌；（五）夜晚看症，宜倍加小心，天明仍须再加审查。

（14）六合汤

主治：喉症不论红白，初起均可服之。

歌曰：桔甘防荆虫与荷，专治喉症功效多，初起不论红白色，先服一剂病可活。

组成：桔梗、生甘草、防风、荆芥穗、僵蚕、薄荷各一钱。

（15）八仙锭

主治：喉内烂肿。

歌曰：人白生军并石膏，玄参芩粉虫瓜硝，研末蜜丸二钱锭，舌津化下烂自消。

组成：人中白一两，生军一两二钱，生石膏五钱，玄参一两，黄芩一两四钱（酒炒），玄明粉七钱，僵蚕三钱，瓜硝八钱。

用法：共为细末，炼蜜为锭，每重二钱。舌津化下，喉烂自去。

（16）八宝如意散

主治：喉肿。

歌曰：瓜青并石胆，牛冰与朱硼，粉研飞喉内，消肿称奇方。

组成：瓜硝一两，青黛三钱，石膏四钱，熊胆二钱半，牛黄一两，冰片三钱，朱砂二钱，硼砂六钱。

用法：共为细末，吹入喉内，其肿可消。

（17）神效平安散

主治：喉内肿烂。

歌曰：蜂熊冰牛青，硼亦在其中，有烂皆能退，无肿不可平。

组成：露蜂房五钱（焙存性），熊胆二钱，大冰片一钱，真牛黄一钱，青黛二钱，硼砂二钱。

用法：共为细末，吹入喉内，肿烂自愈。

【审查意见】按以上十一至十七所列各种喉症，皆就局部所见而定名，实际无存在之必要。所列症状一言以蔽曰：白喉之症状，走马喉病状为白喉第一期现象，白色喉风乃白喉第二期现象，淡红喉风乃末期白喉现象。所列之走马喉由于肝脾火闭，白色喉风因于寒包火伏于肝，淡红喉风因于肺胃冒风等不经之说，在中医古说为肺胃蓄热，兼感疫毒，在近世已证明疫毒内有白喉杆菌传染所致。所列针法遵循古书，无何疑义。所列方药皆以六合汤为主，尚无不合，惟原方加减不甚妥适。第一期白喉、走马喉、恶寒发热、头痛肢酸、咽喉肿胀、咳嗽胸闷等，宜清凉利咽宣达法，如加味甘桔汤、除瘟化毒汤等最妥。若六合汤治之，如葛根、柴胡、荆芥、细辛等不应加入，本方更宜加射干、银花、连翘等方佳。次日所加角刺、归尾、赤芍、草河车、生军，活血，消肿，通便有效，用八宝如意散吹之喉部，有消肿破积之功。至于备

八、耳鼻咽喉科

考栏内，痰多加海浮石、制半夏尚为合适；身热恶寒加羌活、苏叶之辛温解表，不若加重桔梗、薄荷、桑叶、菊花等辛凉解表为宜。第二期白喉白色喉风，咽喉满白或无热、或壮热、或红肿坚硬，神情倦怠，声音嘶嗄，吸气困难，宜清热降痰，生津通便，法如神仙活命汤加味、清肺汤等最妥。若以六合汤加苏叶、羌活等辛热解表，实本症所大忌也，用之立受其害，慎之慎之。宜加龙胆、玄参、板蓝根、生石膏、生山栀、射干、黄柏、马铃等品，方不致误。至用神效平安散吹之喉部，清热凉血、消肿杀菌，可资应用。末期白喉虽有肿块，但口干舌燥，明系阴虚，宜以滋阴生津作善后调理，如养阴清肺汤、养阴中和煎，实白喉末期之妥方，若六合汤则不相宜，更加羌活、苏叶尤属不妥矣。此证详细治法，参考《中国传染病学》（上卷）（本会出版，售价六角）。

九、口齿科

（一）口腔病

1. 口疮

（1）口疮第一方

主治：大人、小儿口疮舌痛。

组成：川黄连、朱砂各等分。

用法：共为细末，敷舌上（每天二三次）。

【审查意见】黄连、朱砂有清热止痛之功。如因热而发生口疮舌痛者，可以用之。

（2）口疮第二方

主治：小儿红白口疮。

组成：生蜜五钱，冰片二分。

用法：调敷口内，日数次，一星期即愈。

【审查意见】通行单方，有消炎止痛之功，可用。

（3）柳华散

主治：口腔及咽喉发炎糜烂症。

组成：真青黛一钱，蒲黄一钱（炒），冰片五分，人中白一钱，黄柏一钱（炒），硼砂一钱。

用法：共为细末，吹于患处。禁忌刺激性食物之摄取。

【审查意见】此系古方加减，退热消炎之力颇大，可资应用。

（4）口疮第四方

主治：口疮。

组成：人中白一两，黄柏末一两，青黛一钱，枯矾三钱，冰片少许，文蛤三钱，紫甘蔗皮灰五钱（炒过）。

用法：共为细末，吹入口中患处。

【审查意见】此方有清热消炎之效，可用。

2. 上颚肿烂

（1）上颚肿烂第一方

主治：上颚溃烂如桃，其孔深黑。

组成：百草霜四钱，射干三分，玄参三钱，麦冬三钱，生地三钱，柴胡二钱，防风二钱，升麻一钱，川贝母三钱，丹皮二钱，薄荷一钱。

用法：水煎服。

【审查意见】宜去升麻、柴胡、防风，加生草、桔梗便妥。

（2）上颚肿烂第二方

主治：上颚皮肿，焮红疼痛，饮食困难。

治法：先将针用热水煮过，对准患处刺之，使出恶血，然后再用下方。

组成：青黛四分，生蒲黄四分，冰片一分，硼砂三分。

用法：共研细末，匀撒患处。

【审查意见】此方有清热消炎之功，可用。

3. 重舌

（1）重舌第一方

主治：重舌。

用法：先用食盐搽患处，然后由两边刺三四针。

【审查意见】用食盐搽患处，不若以百分之一至二盐水漱口，较为相宜。否则恐怕有破烂腐蚀疼痛之虑。

（2）硼黛散

主治：重舌。

组成：硼砂一两，青黛一两，鲜生姜二寸长者一块。

用法：先将硼砂研成极细粉末，和入青黛，重研，研至无声，储瓶。将生姜削作马蹄形，用三棱针刺破小舌根脚五六处，令出血，以削就生姜蘸硼黛粉频擦，擦至无形微露肿形为止，以左手垫新毛巾，握住正舌，右手施术。

【审查意见】此方功专消炎，用法亦佳，可备应用。

（二）牙齿病

1. 牙痛

（1）牙痛第一方

主治：牙痛。

组成：青皮二钱，丹皮二钱，细辛一钱，荆芥一钱，生石膏一钱，生地二钱，甘草一钱。

用法：水煎服。上门牙痛，加黄连七分，酒芩三钱；下门牙痛，加知母八分，黄柏八分；左上牙痛，加桔梗钱半，龙胆草钱半；左下牙痛，加柴胡、栀子各钱半。

【审查意见】此方功能散泻风火，清热凉血，应用于风火牙痛，有效。

（2）牙痛第二方

主治：牙痛。

组成：玄参三钱，丹皮二钱，桑叶钱半，菊花二钱，细辛八分，桔梗二钱，石膏五钱，山栀二钱。

用法：水煎服。

【审查意见】此方有轻宣、泻热、凉血之效，可用。

（3）牙痛第三方

主治：齿牙剧痛。

组成：防风一钱，升麻七分，甘草三分（炙），细辛二分，龙胆草六分（酒洗）。

用法：水煎，去渣，以匙抄口中，滴痛处，含漱数次，勿咽下。

【审查意见】此方作含漱剂用之，功效缓慢。若与以有效之内服药,俾双方兼顾,效如桴鼓矣。

（4）牙痛第四方

主治：风火虫吃牙痛。

组成：细辛四钱（研末），酒精一两浸七日，过淋纸，装瓶内，用时以脱脂棉花蘸点痛处。

【审查意见】此方可用于虫吃牙痛。风火牙痛不可用。

（5）牙痛第五方

主治：虫吃牙痛。

组成：蟾酥五分，冰片三分，麝香一分，雄黄一两。

用法：先研蟾酥为极细末，后入冰、射、雄三药同研，火酒为丸，如黍米大。每用一丸，塞痛牙处，口津外吐，切勿咽下。

【审查意见】本方有消炎、杀虫、止痛之功，可用。

2. 齿衄

（1）绿袍散

主治：齿缝出血。

组成：黄柏、薄荷、芒硝、青黛各等分。

用法：上为末，入冰片少许，掩牙上即止。

【审查意见】查绿袍散，系卫生实鉴方，对于口疮、口疳、咽喉不利等有效。但于齿缝出血恐难胜任，或再加以止血之品，方能奏效。

3. 牙疳

（1）牙疳第一方

主治：湿热牙疳腐烂。

组成：儿茶一两，镜面朱砂二钱，梅片一钱，轻粉一钱。

用法：以上共研细末，先用淘米水将患处洗净，然后再将前药面擦上。

【审查意见】本方有消炎、杀菌之力，但以淘米水洗患处，不若以食盐水代之为佳。已溃烂者，宜用硼酸水洗之方妥。

（2）牙疳第二方

主治：走马牙疳。

组成：西牛黄三分，铜绿一钱，胆矾二钱，青黛三钱，人中白二钱，冰片八分，麝香二分，儿茶三钱，硼砂三钱。

用法：以上研细贮之，敷患处，每日一次。

【审查意见】此系古方加减，有消肿止痛之效，可用。

（3）牙疳第三方

主治：走马牙疳。

组成：牛黄三分，青黛一钱，煅人中白一钱，冰片三分，珍珠五分，回龙骨（瓦上煅炭）一钱，旧红褐子炭一钱，小红枣七枚（去核，每个内入明雄少许，煅炭、血余炭一钱）。

用法：上药研细末，瓷瓶收贮，勿令泄气。每用先以冬青叶煎水漱净，再以此药散上。

【审查意见】此方有清热、消炎之功，可用。

（4）牙疳第四方

主治：牙疳。

组成：人中白一两（煅去臭气），五倍子一两（炒茶色），梅片四分。

用法：共研细末，香油调搽。

【审查意见】清热，收敛可用。

十、眼科

（一）眼赤痛

1. 眼赤痛第一方

主治：目赤肿疼，迎风流泪，畏见日光，眼胞发痒。

组成：大濂珠一钱（乳煅），浮水煅炉甘石五钱（水飞），地栗粉五钱（一名荸荠），硼酸粉五钱（西药），梅花冰片三钱，熊胆一钱。

用法：先将地栗去皮脐，切片阴干后，再将各药遵法炮制，混合一处，研成极细粉末，装瓶贮之。用时由大眼角点入少许即妥。

【审查意见】此方有防腐、消肿、止痛、清凉之效，可备用。

2. 眼赤痛第二方

主治：目赤疼痛。

组成：当归、白芍、川连、皮硝、铜绿各一钱。

用法：水三杯煎，杯盛瓷罐内，埋地下三星期。取药洗眼，尽剂则愈。

【审查意见】此方有清热、活血、明目之功，可用。但铜绿用量嫌重，宜酌量减半较妥。

3. 眼赤痛第三方

主治：眼红肿受风疼痛。

组成：生地八钱，菊花五钱，金银花四钱，黄柏一钱，丹皮三钱，黄连钱半，南薄荷二钱半，知母二钱，麦冬三钱。

用法：灯心、竹叶水煎服。

【审查意见】本方有祛风、消肿、清热之效。

4. 眼赤痛第四方

主治：眼内红肿疼痛。

组成：归尾二钱，青梅四个，铜绿三钱，胆矾三钱，枯矾三钱，甘石二钱，川椒二钱，海盐二钱，红枣七个，洋针七个。

用法：水煎，针化为度，连洗三四次即愈。

【审查意见】此方有腐蚀性，须慎用。

5. 眼赤痛第五方

主治：眼红不能视物。

组成：白菊花二钱，金银花二钱，乌梅一个，铜青一钱，飞矾一钱，西胆矾一钱，新针一个，大青盐少许。

用法：水煎，洗眼。

【审查意见】此方功专清热，消炎，破瘀，但有腐蚀性，须慎用。新针以不用为妥。

6. 眼赤痛第六方

主治：眼红肿痛。

组成：蛇皮一钱，白矾钱半，绿豆一把。

用法：水煎，去渣，露宿一夜，用净棉花冷蘸洗之。

【审查意见】有清热退肿之效，可用。

7. 眼赤痛第七方

主治：目赤。

组成：龙胆草四两。

用法：用瓦器熬成膏，点入眼内，每日数次。

【审查意见】龙胆草乃大寒之品，有清热之效，目赤可用。

8. 眼赤痛第八方

主治：目赤流泪。

组成：食盐三钱，明矾钱半。

用法：共研末，用温开水一杯溶化，以脱脂棉蘸水，点入眼中，时时洗之。

【审查意见】有消炎、杀菌、收敛之效，可用。

9. 眼赤痛第九方

主治：眼目暴肿疼痛。

组成：全当归一钱，生地一钱，山栀仁（炒）一钱，银花一钱，连翘一钱，川芎八分，炒赤芍一钱，防风八分，细辛三分，白芷八分，酒大黄钱半，薄荷叶一钱。

用法：水煎服。

【审查意见】有凉血、清热、止痛之效。

10. 眼赤痛第十方

主治：眼疼红肿，日久不愈。

组成：云胆矾、蝉蜕、白蒺藜、木通、菊花各一钱，铜绿钱半。

用法：水煎，温洗。

【审查意见】此方有疏风、祛湿、清热之效。

11. 眼赤痛第十一方

主治：目赤肿痛。

组成：白蒺藜八钱，石决明、防风、川芎、茯苓、赤芍各钱半，川羌活一钱，蝉蜕二钱，当归、炙甘草各三钱。

用法：水煎服。

【审查意见】此方有散血、祛风、止痛之功。

12. 眼赤痛第十二方

主治：风火眼疼，迎风流泪。

组成：当归尾二钱，赤芍钱半，炉甘石二钱，胆矾二钱，霜桑叶三钱。

用法：水煎去渣，以棉花蘸洗之。

【审查意见】清热，散肿，止痛可用。

13. 眼赤痛第十三方

主治：眼边溃烂红肿，视物不明，流泪不止。

组成：蕤仁（去壳）、桑白皮各一分，玄参、栀子各五钱，大黄六分，青盐一分（另入）。

用法：水煎去渣，入盐热洗，冷即再温。

【审查意见】此方有清热杀菌之效。

（二）眼翳

1. 眼翳第一方

主治：目中云翳及内外障眼等症。

组成：威灵仙一两，石决明、蕤仁各二两，青防风一两，谷精草、枸杞子、甘菊花各五两。

用法：研为末，雄猪肝二具，竹刀劈开，去膜，擂极烂，和药为丸，如绿豆大。每服三十丸，盐汤送下。

【审查意见】有滋阴明目、清热退翳之功，虚证可用。

2. 眼翳第二方

主治：眼中云皮内外障。

组成：自归片八分，川芎四钱，地骨皮四钱，白蒺藜四钱，荆芥四钱，白菊花四钱，蒙花四钱，川羌活四钱，木贼四钱，花粉二钱，苏薄荷二钱，枳实二钱，蔓荆子二钱，川胡椒三钱，蝉蜕钱半，川黄连一钱二分，粉草二钱。

用法：共为细末，炼蜜为丸，每丸重钱半，食后服一丸，一日三次，米饮送下。

【审查意见】此方有活血散风、明目退翳之功，但作丸剂用之，功效必缓也。

3. 眼翳第三方

主治：翳星眼乌珠上，起灰白翳星，视物障碍。

组成：大濂珠四钱（乳煅），西牛黄三钱，麝香三钱，真雄黄三钱，煅石燕一两（水飞），煅石蟹一两（水飞），煅玄精石一两（水飞），冰片三钱，琥珀一两，浮水煅炉甘石三两（水飞）。

用法：上药混合，共研极细末，贮瓶密封。用时以沸水和如乳状，点入内眦。

【审查意见】去翳，辟障，明目可用。

4. 眼翳第四方

主治：外障眼，目不见物，两目白翳。

组成：柴胡八钱，潞党参三钱，甘草三钱，黄芩三钱，泽泻二钱，茺蔚子二钱，香附一钱，当归一钱，丹皮一钱，红枣四个。

用法：水煎汤，温服。

又方：

组成：真羚羊角五分（如无，以白蒺藜钱半代之），凤仙花籽五钱，川大黄二钱。

用法：各研细末，遇有外障眼，以开水调涂，用银刀或骨匙调涂入里外眼内，神效无比。

【审查意见】以上二方颇合主治之用，内外兼顾，功效亦较迅捷也。

5. 眼翳第五方

主治：眼中发生翳障。

组成：真正白花蛇一条（要全的，去毒），白蒺藜二两（炒）。

用法：将白花蛇用白布一块，塞进口内，即拉出，如此数次。将毒水去尽，然后切块。先将白蒺藜熬水一大碗，去渣，然后将蛇肉放于蒺藜汤内，煮熟。将浮油去尽，然后服之。连汤带肉分为四顿，每日早晚二次，二日服完。

【审查意见】此方有祛风渗湿之力。惟白花蛇咸温有毒，用量须减去十分之六方妥。

6. 眼翳第六方

主治：外障眼。

组成：麝香一钱，冰片一钱，炉甘石一钱，硼砂一钱，硇砂五分，朱砂一钱，赤金十张，大珍珠十粒。

用法：共研细面，以棒点眼。

【审查意见】此方虽属眼科通行方，但功效颇佳，可资应用。

7. 羊肝丸

主治：目疾内障。

组成：夜明砂一两，蝉蜕一两，木贼一两（去节），当归一两（酒洗），羊肝四两（去筋膜）。

用法：先将诸药捣细末，再将羊肝与细末共为一处，捣烂和为丸。早晚饭后，每服三钱，白水送下。

【审查意见】虚证可用。

8. 眼翳第八方

主治：内外障眼。

治法：好硝石一两，铜器化开，入黄丹二分，冰片二分，急入罐内收之，每点少许，其效如神。

【审查意见】有清热散翳之力，轻症可用。

9. 眼翳第九方

主治：内障冰翳。如水冻坚结睛上，先以针拨取之，后用下方。

组成：石决明、茺蔚子、人参各一两，琥珀三分，龙胆一分，雄胆、珍珠各五钱。

用法：上为末，蜜丸梧子大，每服十五丸，加至二十丸，清茶送下。

【审查意见】宜去人参，有清热去翳之效。

10. 眼翳第十方

主治：目生赤翳。

用法：田螺一枚，以黄连末掺之，一夜其肉即化为水，以此水点眼可也。

【审查意见】有清热燥湿之力，可用。

11. 退翳丸

主治：眼中云翳。

组成：生羊肝一个，白蒺藜一两（炒），生地一两，楮实五钱，槐角五钱，黄连三钱，归尾四钱，蕤仁七钱，川芎二钱。

用法：以上共为细末，入羊肝内，捣如泥，为丸如桐子大。每服七丸，开水送下。

【审查意见】此方有除风、祛热、明目、退翳之效。

12. 眼翳第十二方

主治：外障青黑翳。

组成：夜明砂三两，没药二两（去油），夏枯草三两（生晒，研），川郁金三两。

用法：共研细面，每服三钱，白水送下。热重者，另服黄连上清丸，磨羚羊角汁冲服。

【审查意见】有清热行瘀之效，可用。

13. 眼翳第十三方

主治：云翳及目赤肿痛等症。

组成：炉甘石三钱，枯矾二钱，黄连一钱，木贼二钱，胆矾一钱。

用法：水煎洗之。

【审查意见】炉甘石燥湿止痒，枯矾解毒消肿，黄连清热消炎，木贼退翳散火，胆矾（即化学上之硫酸铜）有腐蚀之力。故外用于一切风火烂眼，确能奏效。

(三) 雀蒙眼

1. 雀蒙眼第一方

主治：雀蒙眼。

组成：牛肝一两（猪肝亦可）。

用法：煮熟食之。

【审查意见】此滋养疗法之一种，多能奏效，但效力缓慢，须持续服之方可。

2. 照月饮

主治：大人、小儿雀盲眼。

组成：雄黄（水飞）、夜明砂各五厘。

用法：研细末，以活鸡剖取热肝，擂和如泥，黄酒调服，三次服完。

【审查意见】明目补肝有效。

(四) 目昏

1. 明目补肝丸

主治：肝肾阴亏，虚风暗动，眼目昏暗者。

组成：桑叶五钱，黑芝麻一两，菟丝子五钱，马料豆一两，杞子一两，青盐五钱，菊花五钱，决明五钱，牛膝五钱。

用法：共研末，羊肝一具，煮烂，加蜜打丸如桐子大，空心淡盐汤下三钱。

【审查意见】此方有滋补之功，虚证久服当能有效。

2. 目昏第二方

主治：房劳过度，头晕眼昏。

组成：羊肝一具，玄参三钱（捣末），肉苁蓉二钱（捣末），菟丝子二钱（捣末），枸杞子三钱（捣末），石决明二钱（捣末），夜明砂三钱（捣末），杜仲二钱（捣末）。

用法：先将羊肝洗净剖开，再把各药末调匀，装入肝内，以麻纸包好，放入柴火内，以慢火煨干，研末。早晚空心，每服三钱，以菊花、灯心煎汤送下。

【审查意见】此乃滋补强壮剂，虚损者可用。

3. 目昏第三方

主治：眼目昏暗不明。

用法：头胎男孩乳，江西细磁研成细面，用乳日洗数次，将磁日服三次，早、午、晚每服三分，开水送下。

【审查意见】内服细磁面是否有效，姑存待试。

（五）脓漏眼

1. 蜜剂解毒丸

主治：眼目发昏疼痛并有脓。

组成：栀子仁（炒末）十两，杏仁（泡，去皮尖）二两，锦纹大黄末五钱，川石蜜一斤（炼熟）。

用法：上末和蜜为丸，如桐子大，每服三十丸加至百丸，茶汤送下。

【审查意见】有解毒清热之效，更加排脓制泌之品，方称完善。

十一、救急门

(一) 针入肉内

1. 针入肉内方

主治：针入肉内。

组成：土狗一个，五倍子一个。

用法：将土狗入于五倍子内，用火焙干为末。将药末用水调敷入针眼处，其针自退出。

【审查意见】针入肉中，速以磁石吸引，即可出矣。此方功效恐不确实。

(二) 吞金

1. 吞金方

主治：吞金。

治法：用羊胫骨烧灰研末，砂糖调服，次日即从大便中出。

【审查意见】存疑待试。

(三) 吞服鸦片

1. 吞服鸦片第一方

主治：吞服鸦片。

用法：用木棉花一二两烧灰存性，水冲灌之，吐尽所吞之鸦片即愈。

【审查意见】木棉出于闽广，北方罕有此物，可预备以资应用。

2. 吞服鸦片第二方

主治：误吞鸦片。

组成：土胆矾末四钱，生甘草末三钱。

用法：晒干研末，不炒，加白蜜一两，冲入开水大半碗，搅匀扇凉，灌服吐尽即活。

【审查意见】有涌吐解毒之效，于初服烟后，尚未至中毒时期，宜急吐之。如服后时间经久，引起全身中毒，虽吐亦恐无效矣。

（四）砒中毒

1. 砒中毒方

主治：砒中毒。

用法：用鸡子九个，将清剖于碗内饮之，烧热即止。

【审查意见】可备应用。

（五）镪水中毒

1. 镪水中毒方

主治：误服镪水，急须救治，迟则脏腑完全糜烂矣。

治法：用肥皂水或苏打水，仓促无此物时，即用刀刮墙上石灰一二酒杯，冲水一大碗服之，亦能起死回生。

【审查意见】按：镪水为酸性毒物，肥皂、苏打、石灰皆碱性之品，故能中和酸性，而生解毒之效。

（六）磷中毒

1. 磷中毒方

主治：吞红洋火头。

治法：陈金汁一两，内服。

【审查意见】按：金汁有解毒之效，对于本症尚可应用。

（七）不省人事

1. 神妙救急汤

主治：神昏谵语，不省人事。

组成：赤、白芍三钱，当归二钱，荆芥二钱，犀角一钱，羚羊角一钱，紫雪丹五钱，连翘三钱，黄芩三钱，栀子二钱，车前子二钱。

用法：水煎，早晚空心服二剂。

【审查意见】温热病之神昏，此方可用。荆芥宜去。

2. 不省人事第二方

主治：肝经气滞，寒风冷闭，面目发青，不能言语等症。

组成：柴胡三钱，杭白芍三钱，广皮二钱，川芎钱半，枳壳二钱，香附三钱，粉草钱半，钩藤钱半，当归三钱，青皮钱半，桂枝钱半（尖）。

用法：水煎服。

【附救急法】急用真广红灵丹吹入鼻腔，或以阴阳水冲服三五分当苏醒。若不效者，再以针刺人中穴（鼻唇沟）、合谷穴（两手岐骨间陷中），或刺破十指穴、曲泽穴（曲肘横纹尽处）均可。

【审查意见】此方有疏散风邪、宣达郁滞、通畅气机、活利血行、镇静神经之功。应用于外感风寒，气血郁滞、关窍迷闷者，有效。又附救急取嚏针刺等法，亦皆确合病情，可资应用。

（八）疯犬咬伤

1. 疯犬咬伤第一方

主治：恶犬咬伤

治法：百草霜和麻油调敷；或用葱白捣烂贴之，牛粪敷之；或用蚯蚓泥敷之；或以口嚼杏仁敷之。以上诸法皆能急救，如稍延缓，恐毒气内传，为害非轻。

【审查意见】百草霜、葱白有活血散瘀之功；蚯蚓泥、杏仁有清热散肿之力。对于本症当能有效。牛粪不洁，以勿用为妥。

2. 疯犬咬伤第二方

主治：疯狗咬伤。

组成：川乌一钱，草乌一钱，生军一钱，云苓一钱，当归一钱，川芎一钱，甲珠一钱，生草一钱，虎骨二钱，斑蝥二钱（去蹄），花粉钱半，银花钱半，酒芩五钱，牛膝八分，贝母八分，广皮七分。

用法：引用生姜、黄酒，水煎，温服。服后将患者安置稳睡，睡熟时，急鸣锣、响炮、擂鼓，使患者惊醒，即愈。日后金器不忌，服药时，宜于夜深将一概金器预备妥当，勿令患者知觉，灵应无比。

【审查意见】此方活血、破瘀、解毒之力甚强，适于主治之用。但一面仍须注意局部的疗法，如吸取毒汁、割除伤部以及烤灼等法，皆可随时取用也。

3. 疯犬咬伤第三方

主治：疯狗咬伤。

组成：虎骨二钱，斑蝥七个（去翅足），大黄三钱。

用法：共研细末，用酒调服。于小便桶内见尿沫似狗形者为效，如无再服六七次。

【审查意见】此方有破瘀之功，壮实者可用。

4. 疯犬咬伤第四方

主治：疯狗咬伤。

组成：苍术一钱，广皮一钱，粉草一钱，川朴一钱，郁金五分，明雄黄五分，辰砂面五分，胆星五分，泽泻一钱，枣仁八分，远志一钱，蝉蜕一钱，猪苓一钱，薄荷一钱，防风一钱。

用法：水煎，冷服。

【审查意见】有燥湿、消毒、镇静、宣达之功，加入活血行瘀之品，功效尤捷。

(九) 蛇咬伤

1. 蛇咬伤方

主治：蛇咬伤。

用法：以大蓝汁一碗，雄黄末二钱，调点伤处，并服其汁。如无蓝汁可以用靛花、青黛代之亦可。

【审查意见】有清热解毒之效，可备试用。

十二、杂集

（一）戒鸦片

1. 百补养原丸

主治：戒烟断瘾善后。

组成：党参四两，熟地八两，冬术三两，茯苓三两，杜仲三两，杞子三两，芡实三两，牡蛎三两，龙骨二两，归身二两，白芍二两，肉桂心一两，制附子一两，橘红一两，制半夏一两，川贝一两，炙甘草一两，砂仁五钱。

用法：用大土皮三两，煎汤，酒、姜汁拌和，炼蜜为丸。每服三钱，一日三服。

【审查意见】此方系滋补强壮之剂，精神虚者可用。惟大土皮恐系鸦片烟土之别名，存疑待考。

2. 天一再造膏（又名黑籍慈航丹）

主治：鸦片烟瘾。

组成：紫背金牛草、鹅不食草、冬虫夏草、川乌、何首乌各一两。

用法：用水六大碗煎之，将药水三成煎至一成，去渣，以大烟土六两，用煎好之药水过淋，与熬大烟法同，熬成待用。用时如吸鸦片烟法同，尽量吸之，渐渐除矣。

【审查意见】此方有搜风化痰、补精益神之功，戒瘾可用。

3. 戒鸦片第三方

主治：戒烟退瘾。

组成：当归、熟地、党参、茯神、麦冬、金樱子各二钱，红花一钱，甘草三钱，冰糖二两，蜂蜜二钱，烟灰二钱，老酒二斤（无老酒，黄酒亦可）。

用法：以上八味用水茶煎成，过淋二次，用老酒一斤煎药，过淋三次，再用酒一斤煎药，过淋四次。用白水四盅再煎，药淋，将烟灰另煮，过淋，共成汁水。用铜锅熬煮并冰糖一同下去，临成将蜂蜜入内，熬至挂盅为成。用时饭前先饮一酒盅，随瘾大小加减。

【审查意见】此方为强壮剂，戒烟可用。

4. 戒鸦片第四方

主治：戒鸦片瘾。

组成：人参二钱，熟地八钱，山萸肉四钱，怀山药四钱，粉丹皮三钱，枸杞二钱，赤石脂一钱，没食子一钱，泽泻三钱，白茯苓三钱，附子钱半，青陈皮钱半，肉桂一钱，黄连一钱，姜汁少许。

用法：以上共为细末，蜜丸，每丸重一钱。大瘾每服一两，日二三服；小瘾量服之，以下每次减五分，至多不过百日，戒清。忌酒百日。

【审查意见】此方系八味丸加减，为滋补剂，可作戒烟之用。

（二）劳复

1. 劳复第一方

主治：男妇劳复。

组成：东参二钱，陈皮三钱，广木香一钱，焦枣二钱，川朴三钱，川贝母二钱，麦冬三钱，茯苓二钱，归身三钱，远志四钱，生芪三钱，香附二钱，知母二钱，连翘钱半，木通二钱。

【审查意见】此方功能补虚，滋阴，清热，应用于劳复症有效。

2. 猪皮汤

主治：急性传染病之恢复期及消耗症，面色萎黄，口唇爪甲色不鲜红，眼内结膜作淡黄色，肢体疲惫，身形羸瘦，肌肤干燥，头发脱落，寐不安神，大便困难等象。脉来虽静而细弱无力。

用法：猪肉半斤，慢火煮成清汤一大杯，乘热冲入，打松鸡卵黄二枚，如不用鸡卵黄，以肉汤煮面片，功亦相似，早晚二次，代点用之。

【审查意见】此系滋补剂，堪作治劳复之用。

（三）不孕症

1. 不孕症第一方

主治：久不孕育者。

组成：焦术五钱，生芪四钱，建莲肉三钱，炒山药二钱半，云茯苓三钱，酒生地三钱，粉丹皮二钱，当归一两，九地三钱，炙草七分，龟板钱半，覆盆子二钱，归尾钱半，菟丝子钱半，紫油桂五分，黑艾二钱，冬葵子七分，拣砂仁七分，炒白芍钱半。

用法：水煎服。

【审查意见】此方原方但言久不孕育，对于原因、体质、营养、以及子宫有无其他特异疾患与畸形变态等，概未说明，殊属未当。然究其所用各药则以气血虚寒者用之，较为相宜。

2. 参茸种玉丸

主治：男妇气血两亏，久不生育，诸虚百损等症。

组成：鹿茸一两，鹿肾一条，鹿胎半个，海马一对，驴肾一条，狗肾五条，猪脊髓一条，龙骨一两（煅），牡蛎一两（煅），熟地四两，肉桂一两，附子一两（制），制山药二两（炒），山萸二两（蒸），丹皮一两，云苓二两，泽泻一两，枸杞一两，破故纸二两，苁蓉二两，锁阳二两，川牛膝三两，韭子一两，当归二两，白芍二两，沙苑子一两，金樱肉一两，黑芝麻二两，菟丝子二两，胡桃仁四两，杜仲二两，砂仁一两（炒），高丽参一两（去芦头）。

用法：鹿茸用醋制，鹿胎用土炮，海马用酥油炙，熟地用酒蒸，杜仲炒断丝，鹿肾用酥油炙，驴肾、狗肾用土炮。共为细末，蜜为丸。每早晚服三钱至五钱，空心盐水送下。

【审查意见】此方系兴阳温补之峻剂，虚寒证用之有效。

跋

在对近代山西医学历史的深入研究中，笔者了解到民国期间山西政府曾经耗费巨资从民间收罗秘验良方，并委托近代颇有学术影响的中医改进研究会对征集到的验方逐一审核点评，以便用者按图索骥。同时，限于当时经济落后、医疗条件差的原因，随后刊行的《审查征集验方》验方以"廉、便、验"为收录原则。

2016年开始，编者多方搜集，从山西省内开始，远至上海、日本，方才搜集齐全该书的六集的多个版本，共10册。原书为繁体竖排，无句读，石印32开。从2017年始，请山西大学那钦·雄克尔、张万辉博士研究生，山西省卫生健康委季巍同志，太原市中医院张燕医师，山西中医药大学闫润红教授，牛晓丽、石星月等同学对原书进行翻译、断句等整理工作，三易其稿。山西中医药大学附属医院李廷荃教授、杨丽芳主任医师对本书的出版也提供了很大的帮助，在此一并感谢。特别是国医大师王世民、首届全国名中医王晞星、山西中医药大学刘星校长为本书欣然作序，令编者信心倍增。

承蒙学苑出版社陈辉社长独具眼光，和黄小龙责任编辑的精心编校，以及全体参编人员严谨、详实的工作，方使本书圆满付梓。原书中个别字词佚缺或模糊不清，参与校对者在微信群共同辨认、反复揣度、方有所悟，欣然之余，倍感其乐。

审查征集验方第四集

在"新冠肺炎"疫情影响的背景下，2019年5月，本书精装版《近代秘验方精编——审查征集验方》甫一出版，即得到各界热烈追捧，实属难能可贵。同时，基于该书的《近代山西民间验方数据库》获得国家版权局"软件著作权证"，相关的研究论文也被SCI收录。如今，学苑出版社继续出版简装本一套，可谓眼光独到，可喜可贺。这都反映出广大编者、读者对该书的充分认可，对传承发展中医药的充足信心。

刘洋

2020年6月